从现代视角解析传统急救医案

陈腾飞 ◎ 编著

中医的反思

（二）

ICU

中国科学技术出版社
·北京·

图书在版编目（CIP）数据

ICU 中医的反思. 二，从现代视角解析传统急救医案 / 陈腾飞编著. — 北京：中国科学技术出版社，2024.7

ISBN 978-7-5236-0639-1

Ⅰ．①I… Ⅱ．①陈… Ⅲ．①险症－中西医结合疗法 ②中医急症学Ⅳ．① R459.7 ② R278

中国国家版本馆 CIP 数据核字（2024）第 072066 号

策划编辑	韩　翔　于　雷
责任编辑	于　雷
文字编辑	卢兴苗
装帧设计	华图文轩
责任印制	徐　飞

出　　版	中国科学技术出版社
发　　行	中国科学技术出版社有限公司
地　　址	北京市海淀区中关村南大街 16 号
邮　　编	100081
发行电话	010-62173865
传　　真	010-62179148
网　　址	http：//www.cspbooks.com.cn

开　　本	710mm×1000mm　1/16
字　　数	191 千字
印　　张	11
版　　次	2024 年 7 月第 1 版
印　　次	2024 年 7 月第 1 次印刷
印　　刷	北京顶佳世纪印刷有限公司
书　　号	ISBN 978-7-5236-0639-1 / R·3227
定　　价	59.00 元

（凡购买本社图书，如有缺页、倒页、脱页者，本社销售中心负责调换）

内容提要

中医学有着千年积蕴，实战之技法颇多，但是由于古今差异，术语隔阂，这些实战技法都以一种古老的形式潜藏在故纸堆中。作者借用现代科学的方法，梳理研究中医传统实战技艺，并转述为当下医者惯用之语言。临床磨砺改良了中医传统实战技艺，并赋予其新生，进而实现临床救治中的中西医融合，这是作者毕生的学术追求。

本书选取了若干重症医案，阐释了当时的医家在诊治这一具体病例时的临床思维，并与当今之ICU临床进行了对比讨论，以期起到贯通古今、融汇中西的作用，从而实现ICU实战思维的拓展，达到更好解决大众现实疾病痛苦的目的。本书论述全面，具有很强的临床实用性，适合广大ICU工作者、中医临床工作者和中医爱好者阅读参考。

出版说明

1. 本书选录了传统中医救治感染合并脏器衰竭的危重症医案 20 则，并从当今中西医融合 ICU 视角进行了解析。

2. 每则医案前设有"医案背景"，对当时的医疗社会背景、医家学术思想、医学成就进行了简述，便于读者更全面地理解医案。

3. 每则医案前有"医案分类和质量分级"，分类分级的依据和意义可参看本书所附"中医古代脓毒症医案分布情况概述"。

4. 每则医案中均涵盖了患者的神志、呼吸、脉搏方面的信息，这三方面的信息正是当今 ICU 快速诊断脓毒症（重症感染＋器官功能衰竭）的 3 项标准（即 qSOFA 诊断法，详细介绍见本书第 9 页）。

5. 每则医案的各诊次之下设"解析"部分，主要针对医案进行文句解说、理法方药分析、ICU 视角分析，并在必要之处补入相关的现代名家经验及作者本人经验，使读者能更好地理解掌握医案之精髓，并应用于临床。

6. 每则医案结尾设"小结"部分，主要从中西医融合视角对医案的诊查思维、辨治流程、用药次第、对当今 ICU 借鉴等方面进行总结阐述。

前　言

实战能力的减退是现代中医的一块"心病"。本书选取了若干重症医案，阐释了当时的医家在诊治这一具体病例时的临床思维，并与当今的ICU临床进行了对比讨论，以期起到贯通古今、融汇中西的作用，从而实现ICU实战思维的拓展，达到更好解决人民群众现实疾苦的目的。

选择医案而非医家或医著进行研究，一是我的研究方向所决定的。重症医学是新兴学科，中医学传统中尚缺乏系统论述危重症救治之专著，故只能从临床一手资料开启研究。二是因医案乃千方百计以求实效的实战资料，抽象、模糊、虚幻之成分最少。现有之医案研究重在大型汇编以形成医案数据库，这是文献研究之范畴；未来之医案研究，必是站在文献学肩膀之上的临床专题回归研究。

中医学是中国传统的重要组成部分，兼有医学科学属性和社会文化属性，在近代同样面临着"启蒙"和"救亡"的问题，"启蒙"是唤醒理性审视以正视差距奋起直追，"救亡"则是先保存火种不灭，最终是"救亡"压倒了"启蒙"。如今，中医学迎来了发展的春天，已经不再面临迫切的存亡问题，可以暂时放一放"救亡"之举，不必过于注重外表的改造和迎合，是时候听一听中医学"内心"的声音，由内而外重建中医的学术自信了。

陈腾飞

一位 ICU 医生的医案研读笔记，

中西医融合，深度还原传统中医的实战场景，

探索当今急危重症救治的新思路、新方法。

目　录

现实的困惑与古典的唤醒 …………………………………………… 001

医案一：吴楚伤寒案 …………………………………………………… 012

医案二：费绳甫伤寒案 ………………………………………………… 018

医案三：吴佩衡伤寒病入厥阴案 ……………………………………… 021

医案四：王旭高温病案 ………………………………………………… 028

医案五：方耕霞温病案 ………………………………………………… 033

医案六：贺季衡温病案 ………………………………………………… 037

医案七：周小农温病案 ………………………………………………… 042

医案八：孔伯华温病案 ………………………………………………… 052

医案九：沈绍九外感温邪误治案 ……………………………………… 062

医案十：顾金寿暑湿案 ………………………………………………… 067

医案十一：金子久妊娠暑湿案 ………………………………………… 072

医案十二：曹炳章伏暑下利危症案 …………………………………… 085

医案十三：周小农妊娠伏暑案 ………………………………………… 100

医案十四：柳宝诒伏温案 ……………………………………………… 107

医案十五：贺季衡伏邪案 ……………………………………………… 113

医案十六：钱艺新邪引动伏邪案 …………………………………… 120

医案十七：张聿青湿温案 …………………………………………… 133

医案十八：余师愚时疫案 …………………………………………… 142

医案十九：朱增籍时疫案 …………………………………………… 148

医案二十：陈务斋鼠疫案 …………………………………………… 152

附　中医古代脓毒症医案分布情况概述 …………………………… 157

参考文献 ……………………………………………………………… 166

后记　从寒温一统到中西医融合 …………………………………… 167

现实的困惑与古典的唤醒

困　惑

　　我们学习中医的人，刚开始在医院从事临床时，都会急于跟进现代医学的发展，以 ICU 为例，呼吸机、血液滤过、ECMO（体外膜肺氧合机）、超声、PICCO（脉搏指示连续心排血量）监测、气管插管、动静脉穿刺、纤维支气管镜等，这些精良的设备、复杂的技术、炫目的理论学说，如果一点都不懂确实寸步难行。如此一来，预留给中医的空间就非常小了。什么时候能回过神来，捡起点中医，是个未知数。

　　刚上班那会，我收治了一位年近 90 岁的老先生。老先生是研究清史的专家，平素身体硬朗，发热之后不以为意，被家属劝至急诊做了 CT 检查，发现肺炎，但老先生仍然没有同意住院，只是输了 2 天液就回家了。回家没几天发热再度反复，体温超过了 39℃，呼吸加快，再次来到急诊就诊，因病情危重收入了 ICU。通过四诊，我发现老先生发热、有汗、轻微恶寒，没有咳嗽、咳痰症状，舌淡红，舌中间有薄白略腻之苔，脉滑数。我按照上学时学习的"辨证论治"方法，对患者的病情进行了一番分析，没有恶寒、身痛，说明没有"表寒"，不宜用温散药物；发热、有汗、脉滑数，说明有"里热"；患者体格壮实，急性发病，从症状到舌脉均没有虚象，所以应辨为"实证"；按阴阳来分，没有阴证的特点，宜辨为"阳证"，病位在"肺"，辨证的结论：患者是"肺的里实热证"，随即拟定了大剂量的麻杏石甘汤，生石膏用了 100g，因病情危重，每天服用 2 剂。我能很自信地开出麻杏石甘汤还有一层原因，那就是从上学听课读书一路走来，看到和听到了太多太多麻杏石甘汤轻松治愈肺炎的案例。

　　我看着患者将药服下，并经常跑去床边观察他的变化，2 剂药很快服用完了，但患者的体温和症状均没有明显的改善。我和大多数学习中医的人想法一样，遇到患者服药无效，首先会质疑自己辨证不准、用药不精。这种"自省"有时会促使我们进步，但有时也会使我们画地为牢，参透这一层已是很多年之后的事了。当时我就开始反思自己的辨证过程，努力寻找是哪里出现了问题。难道是没有注

ICU中医的反思（二）：从现代视角解析传统急救医案

意到舌中的腻苔？有湿邪夹杂？

我回想起10多年前北京中医药大学举办王绵之先生学术研讨会时，王永炎院士以学生辈的口吻追述王绵之先生的故事：有一次和王绵之老师一起出差，我虽然已经是校长，但在王老师面前永远是学生，出差中小心侍奉前后。一次我给王绵之老师冲了一杯茶，王老师喝了一口说"冲茶的水没烧开啊"，我又重新烧水沏茶，这次王老师喝了非常满意，放下茶杯，突然说了句"当中医首先要会治感冒！不管你是专家还是教授，得先会治感冒，感冒看似是个小病，治起来学问可就大了。"一看王老师要讲学，我立即垂手恭听。王老师说："我传授你一个经验，舌中有腻苔如拇指大，处方中须加白芷三钱，升阳，化胃中湿浊，自愈。"后来中苏关系紧张，苏联常往内蒙古自治区内投射些气球弹，打开里面有蚊子、苍蝇等虫子，怀疑是否在搞细菌战。当时内蒙古也出现了一些发热患者，我作为医疗专家之一受派遣去救治患者，遇到一位青年男性发热不退，大热、口渴、汗出，用了白虎汤2天仍没有退热。起初诊治时屋子里光线比较暗，我就让患者来院子里再次诊查舌象，发现舌中有腻苔，我就马上想起来王老师说的这个经验，"舌中有腻苔如拇指大，处方中须加白芷三钱"，便在白虎汤中加了白芷三钱，服用后果然热退。

这个事情给了我很大的信心，我在麻杏石甘汤中加入了白芷9g，希望能发生奇迹。但患者服用之后并没有特别神奇的疗效，仍然反复发热，后来我又用过清热解毒、清营凉血等方，患者在ICU也同时接受规范的西医治疗，高级的抗生素、退热药，甚至激素、丙球，但肺炎病灶仍是反反复复。30多天后虽转出了ICU，但转入呼吸科的第2天就骤然高热、神昏，家属不愿意再让患者经受折磨，不再接受ICU治疗，患者就此去世了。这位患者始终萦绕在我的心头，我愧对家属的殷切期盼。在这位患者身上我看到了ICU西医治疗的"瓶颈"，我也感受到了中医治疗的"无力"！

我当时的困惑是，这到底是什么"病原"引起的肺炎？竟然如此难治！

上班满1年的时候，我又收治了一位肺炎患者，这位患者的病情比那位90岁的老先生重得多，白细胞很低、体温也低、脉都快摸不到了（伏脉），连喘促的力量都没有了。收入ICU的第一件事就是气管插管上呼吸机，我在给老先生插管时，清晰地观察到他白腻的舌苔，就用了1剂三仁汤，考虑到病情进展如此迅速，需要清一下血分，就加了鲜地黄，现在看来这是一张不伦不类的处方。患者是下午收的，晚上病情就更重了，发热、休克，使用了大量的升压药物。

当我看到患者的病情急转直下时，首先反思是不是自己辨证不准、处方用药有问题，中医学理论有一种认识，对于非常虚弱的患者使用发散药物治疗会加重正气耗散，甚至出现"脱证"。这位患者就是在服用芳香化湿、宣达气机的三仁汤后，病情开始加重的，所以他一定是个脱证，被我误治了，当下需要马上益气回阳固脱，但患者又是很明确的肺炎邪气炽盛，随即我意识到这是一位危重且复杂的患者。我决定选用《伤寒论·辨厥阴病脉证并治》中的麻黄升麻汤，此方中的药物可以拆分为4组：①麻黄、升麻以透邪外出；②石膏、知母、黄芩以清热解毒；③当归、芍药、玉竹、天冬以养阴扶正；④茯苓、桂枝、白术、干姜以温中化饮扶正。

方中又陆续加入了人参、附子、大黄，药物的剂量也越加越大。但患者的休克仍然没有好转，升压药也没能减量。患者反复发热，已经完全处于昏迷的状态。当时使用安宫牛黄丸还需要患者家属自己去药店买，如果能像现在一样直接从药房开出来，我应该也会给这位患者用上，但是用上的后果可能就是把病治得更乱了。

那天是周六，我值24小时班，观察到患者的口角已经出现了"上火"表现，手足也已经不凉了，这说明患者的"阳气"已经恢复，但仍然摸不到脉，升压药降不下来，说明患者的病症不是"阳气欲脱"所能解释的。难道是"湿邪阻滞气机"？我便拟了芳香化湿、宣展气机的方药，如藿香、佩兰、苏梗、滑石等非常轻灵的药物，生怕患者服药后再出现"发散耗气"的弊端，又备了西洋参、南沙参等益气养阴的汤剂。下午我到床旁观察患者，撩开胸前的衣服听诊呼吸音时，手触到皮肤上有粟粒状的东西，仔细一看是一些亮晶晶的小水疱，这难道是传说中的"白㾦"？想到"白㾦"二字，我犹如被当头棒喝，这个病是"湿温"，那么之前的中医治疗就可能是错误的！

到了晚上9点多，昏迷了很多天的患者终于醒来了，热退了且血压开始回升。一般插管上呼吸机的患者都要常规使用镇静镇痛的药物，但这位患者因为后来昏迷了，所以镇静镇痛的药物就没有再用。因为昏迷不醒，还一度考虑过是否脑部出现了新的病变。第2天升压药开始减量，2天之内便完全减停了。之前患者的胃肠功能障碍很突出，无肠鸣音、不排便、严重胃液潴留，用不了肠内营养液，即使使用了大量的温中药配合大量的大黄也没有解决，但经过此番化湿治疗后，胃肠功能完全恢复了，每天都可以排成形的粪便，患者也没有再出现过胃肠功能障碍。他一直在接受规范的西医治疗，我用中药虽然一度扭转了患者的危重局面，但最终也没能治愈，这位患者最后不幸去世了。现在回看，我发现自己对该病的认识

ICU中医的反思（二）：从现代视角解析传统急救医案

不够深入，患者经芳香宣展气机治疗后病情好转，但后面1周处在僵持状态，没有加重也没有继续好转，白痦已经出得很密，但还是时不时有一些发热，我又想到气不足、阳不足等，治疗就显得有些乱了。

反　思

现在回看这两位患者，他们的诊断都是"重症肺炎"，我用麻杏石甘汤是为了退热还是平喘呢？是要阻断病势的进展，还是缩短整个病程呢？如果我用中药是为了退热、升压，那么退热和升压又是为了什么？既然已经有那么多解热镇痛的药物、升压的药物，再用中药岂不是画蛇添足？服用中药之后如何评判疗效？24~72小时退热算有效吗？还是一定得1天之内，1~2剂达到退热、升压才算有效呢？毕竟大量的中医医案里，都说得是一剂知二剂已。

第一位患者去世后，我还没有意识到自己制订中医药方案存在局限性，加之患者自身"病邪太凶猛"，最终未能挽救患者。而第二位患者的戏剧性转折，使我意识到自己针对ICU患者中医诊疗水平还有很大的提升空间。未能成功挽救患者，是否因辨证论治不准确？第二位患者住在ICU期间病情一直都在变化，我曾经一度辨证很准确，而患者戏剧性的疗效就是辨证准确的明证，但最终仍然未能成功挽救。对于ICU的患者，如何能确保辨证论治更加准确呢？

我对这两位患者的中医诊疗都有一个共性问题：对于病属于中医的什么病，没有形成一个清晰的宏观认识，不知道从中医角度来看，这个疾病的治疗靶点是什么、转归预后是什么。无法从中医角度预知他的传变，不知道1周以后、2周以后患者会变成什么样子，只能被动地追着病去辨证论治，也搞不清楚自己开出的中药要在什么环节发挥什么样的作用。

对于一个自诩学习扎实的人，发现自己的问题比解决问题更难。我非常庆幸在上班1年之后发现了自己的问题，我感谢我遇到的患者。常有人引用"学医废人"来形容学医过程的漫长和不易，殊不知完整的话是"学书废纸，学医废人"，这个"人"就是患者，"脏腑如能语，医师面如土"。

我所遇到的问题，往浅了说是临床经验不够丰富，当治疗的患者足够多了，就能准确把握疾病的转归，如果这样来看待问题，那么医学便没有科学性可言，每一位医生只能凭一己之力，从零开始积累经验；往深了说是没有掌握中医学对于危重症的诊疗精髓,这个精髓绝非是"辨证论治"四个字可以概括的。

接受过研究生阶段的系统培训,解决问题很容易,系统检索文献以学习前人的成果,大多数问题就能找到答案。如果检索之后仍然没有答案,那么大概就触碰到了这个领域的发展边界,在此问题上深耕数十年,便足以促进此领域的学术发展。但对于中医的问题似乎要另当别论,CNKI 和 PubMed 收录的只是近半个多世纪的文献,而中医学的文献却是从 2000 多年前就开始积累。以 1949 年为分界,之前的文献里都用传统的医学术语,之后的都借用了现代医学的术语,中医学的特殊性给问题的解决带来了一定的困难。

取巧之法是先读一读二十世纪五六十年代的中医学者们的著作,这些著作里仍然保留着纯正的中医思维,但形式上已借用了现代医学的诊断和辅助检查,从中找到"肺炎"的治疗。我在这个学习过程中发现先贤们对于"肺炎"的中医诊断非常丰富。有的归类为"伤寒"或"温病",诊断为风温、暑湿、风寒等;有的归为"内科病"。这也给了我一个提示,治"肺炎"不能只见肺而不见全身。但是这些著作里的肺炎也有一些问题,就是和我在 ICU 遇到的很不一样,病情会相对轻一些,还没有出现肺脏及肺脏以外的器官功能障碍,记录也比较简略,3～5 剂药便能迅速好转,这与现在 ICU 的反复调整治疗方案、拉锯战,是完全不同的。看来仅从"肺炎"的角度来深入研究,是不能解决我的困惑的。

我在 ICU 遇到的那两位患者,除了诊断为"重症肺炎"以外,还达到了"脓毒症"的诊断标准。脓毒症是 ICU 领域最常见的一个疾病,脓毒症最新的定义:机体对感染的反应失调,进而导致危及生命的器官功能障碍。如果只诊断为"重症肺炎",我们可能只会重点关注到"肺"而忽视其他器官,但一旦诊断为"脓毒症",便会当作一个全身性的疾病来对待,知道这个病是会进展传变的,会引起肺以外的脏器损伤。脓毒症这个诊断,显然向中医学所注重的"整体观"靠近了一步。而二十世纪五六十年代的医学大家们,给肺炎患者的中医诊断为"风温""暑温""伏邪"等,和"脓毒症"这个诊断不谋而合。但如果以"脓毒症"为关键词检索,只能查到近 30 年的中西医结合治疗脓毒症的报道,这些报道中现代医学的比重越来越大,均不足以解答我的现实困惑。

再回到我提出的问题,"对于 ICU 的患者,如何能确保每天的辨证论治都是准确的呢?"其实,只需要对这位患者有一个明确的中医病名诊断,这个中医病名诊断之下便会对应完整的病机演变,核心的病机明确了,治疗的大方向就明确了,

ICU中医的反思（二）：从现代视角解析传统急救医案

再根据患者每天的情况辨证论治，就不会太远。对于已经接受了补液、呼吸机支持治疗、抗生素、镇静镇痛治疗的患者，我们基本上无法准确地探索这个病的中医认识，但是如果摒弃ICU的一切先进设备和技术，单纯使用中医来治疗，在现在这个时代已经不会被允许了。

回　归

我设法从没有现代医学医疗干预下的危重症医案中，找寻中医的"精髓"。这源自于一个偶然的发现。因为困惑得不到解决，我时常翻阅书架上的藏书，曾经读过的"好书"再次翻阅只觉得索然乏味，翻到一本从来没有读过的《曹沧洲医案》，这是纯粹的脉案堆砌，病案没有准确的年份，没有辨证分析，没有按语，这也是我从来不曾打开它的原因。我翻到了一则由22次处方组成的医案，这个医案破例记录了患者名字，是用小字标注的"倪少兰出诊方"，倪少兰是患者的名字，"出诊"指曹沧洲去患者家里进行诊治。

这种长医案，我之前从来没有发生过兴趣，因为每次处方用药看着很相似，症状看着也变化不大，这与我从事ICU临床工作之前所设想的"妙手回春"于顷刻、"起死回生"于转瞬是完全不同的。我相信和我曾经抱有相同想法的同道还有很多，从COVID-19大流行初期便争论应该用某方或某药就可以看出，大家在不断强调"辨证论治"的重要性，而没有想到COVID-19危重患者的治疗过程漫长且复杂，绝非是一位医生就能独立轻松完成救治的。

曹沧洲在第一诊的脉案开头写道"伏邪晚发，已交七日"，这是开篇点明疾病诊断，结尾写道"症情十分险重，昏厥变幻，可立而待也"，这是准确预判下一步病情变化，昏迷、休克，眼看着就会出现；第2天的脉案敢于直面服药乏效，"邪陷开之，未能尽出……势实吃重，非人力所挽回也"，他并没有因为乏效便认为辨证不准而改弦更张；第4天"卧届一候，幸得腑气畅下，表热得解"，他没有在一开始就因大便不通而用大黄，也没有因此刻热退而认为病情就无大碍，写道"余邪尚有逗留也。最易借因生端，饮食寒暖须慎之又慎。且本体虚弱，时近大节，用药须为预筹"；患者病情有所好转，在第十一诊时"倾间宿垢畅下，下后神识稍清"，但曹沧洲仍然没有认为疾病转入坦途，而是写道"然语言多而气机促……最怕正不胜病，猝然直陷变幻"。二十二诊治疗下来波澜曲折，像极了现在ICU的诊疗过程。

罹患危重症的患者住在家里，医生每天去诊治 1~2 次处方用药，详细叮嘱饮食起居的注意事项，家属担任了护士的角色，负责买药、煎药、喂药、观察服药的变化，合理安排饮食，这不就是古代的"重症监护室"（intensive care unit, ICU）吗？在这些泛黄的临床病历中，患者完全保留着"原生态"的疾病特征，没有大量的补液，没有气管插管，没有呼吸机和血滤，没有血常规、生化检查，医者的思维里也没有"肺炎""脓毒症""肾衰竭"，有的只是寒热虚实、气血阴阳，医者完全凭借望闻问切四诊司外揣内，用一碗又一碗黑乎乎的汤药与病魔周旋，这个过程虽然艰难，却不乏精彩和奇效。

再审视今天 ICU 看到的患者，他们在镇静治疗下，变得没有"主诉"和"症状"，如果不经一番刻意的训练，很难从这些"不会说话"的患者身上分析出"表里虚实寒热"，更不要说联想到古代医籍中的"伤寒""春温""伏暑""秋燥"等。现代 ICU 的医疗救治和古代的中医危重症医疗救治之间出现了"断层"。

我开始回顾古典医籍，有意识地找寻"长医案"来阅读，从每一诊次的变换之中体味中医的"精髓"，逐渐解答自己的困惑，续接上现代 ICU 治疗与古代危重症救治之间的断层。阅读这些"长医案"的成效是显著的。

2019 年初收治了一位 27 岁的肺炎患者，虽然患者神志是清楚的，但病情已经危重到须臾不能离开无创呼吸机，吸氧浓度高达 80%，摘下面罩咳一口痰都会低氧喘促，还胸痛剧烈，需要间断注射止痛药。症状：恶寒，发热，体温 38℃，汗出多，无食欲，口不渴，大便数日未行，腹软无压痛，尿色淡黄。舌淡红，舌中部苔黄黏腻而厚，脉虚滑略数。

我们在读医案时很容易从医案的症状描述中推论出"理法方药"，但在现实临床中，症状和体征都需要医生自己去采集，如果没有缜密的中医临床思维很难获取全面的资料，当问出"大便数日不行"时有多少人会想到使用大黄呢？尤其肺部病灶已经那么严重，在"肺与大肠相表里"理论的支持之下，大黄用的是理直气壮；当观察到发热、汗出、脉数时，有多少人会想到使用清热药物呢？当我阅读了大量先贤诊治的危重症医案后，对于大便不通的人我会再三辨析他是否需要通便；对于发热汗出热不退、体温升高的人，我会再三辨析他到底是里热还是表热。因此才能采集到上述病症里的"腹软无压痛""口不渴""小便不黄"等关键症状体征。

我给这位患者的中医诊断是"湿温病"，由恶寒、发热、汗出，知其非寒邪束

ICU中医的反思（二）：从现代视角解析传统急救医案

表；由其口不渴，尿淡黄，知其无明显内热；由其大便数日未行，而腹无所苦，知其无阳明内结；由其苔腻、口不渴、脉虚滑，知其属痰湿蕴结。痰湿蕴结，阻滞气机，肺气不能宣畅，故见汗出恶寒，胸痛咯痰难出，大便数日不行。予以宣达气机，清化痰湿，处方：青蒿（后下）20g、前胡10g、浙贝母15g、桔梗15g、竹茹15g、麦芽30g、清半夏9g、旋覆花（包煎）30g、淡竹叶30g、滑石（先煎）30g、黛蛤散（包煎）30g，2剂，每日1剂。

青蒿、前胡化痰湿，宣透气机；浙贝母、竹茹、黛蛤散、半夏配伍协助增强化痰之力，且半夏之温佐制了其他药物的寒凉之性；竹叶、滑石从小便渗泄湿邪，炒麦芽疏肝醒脾；桔梗、旋覆花化痰的同时，着力解决其胸痛症状，《神农本草经》记述桔梗主治"胸胁痛如刀刺"，仲景配伍甘草用于肺痈；《金匮》旋覆花汤用于肝着，《温病条辨》发展为香附旋覆花汤，用于湿温伏暑之胁痛。处方完毕我还告知带教的学生，服此方2剂后当有三点变化：①胸痛缓解；②自行排便；③恶寒汗出解除。证属湿温，不能速愈，故用药剂量不宜太大，每日1剂即可。服药之后一一应验，危象也在2天之内迅速解除。这位患者同时也在接受着现代医学的治疗，如何能判定是中药的疗效呢？因为患者在收入ICU之前已在急诊治疗了4天，除了中药之外其他的抗感染方案、呼吸机方案都是一样的，这4天之内病情持续进展，随时需要气管插管使用有创呼吸机。

当连接上古代的危重症救治和现代ICU医疗之间的断层之后，我便不会再依赖于强大的现代医学，即使是举世界学者之力拟定的临床实践指南，也会从中医角度看出其未来的改进方向。对于重症感染引起的器官衰竭（脓毒症）的治疗，中医从张仲景之前就开始治疗、探索，一直都在补充完善，从学术研究的空间广度上来说，传统中医学确实不如今天的现代医学，因为现代医学是举全球之力朝着一个方向研究；但从学术研究的时间纵深上来看，中医有千年的成果积累，成绩斐然，中医对于重症感染的治疗和研究不像现代医学那样，今天否定昨天，明天否定今天，美国否定欧洲，欧洲挑战美国。只是这些"斐然的成绩"以一种我们已经不太熟悉的形式存在于历史的故纸堆中。将这些沉睡的成果唤醒，会带来什么样的后果呢？会重新树立起中医的学术自信。

学术自信建立之后，会透过所谓的"现代化的""高精尖的"设备和仪器，再次看到"活生生的个人"；会透过白细胞、C反应蛋白、降钙素原、白介素-6等所谓的"先进的""高灵敏度"的炎症指标，提前预判出疾病的发展和转归；对于可有可无的药物、证据不够明确的抗感染，会更加坦然地拒绝，这个是只有少数几位顶级的西医临床大家才能有的自信（对于发热的患者，西医同道会依赖于抗感染治疗，即使没有证据也会觉得用上才"踏实"），会因借助于中医学术自信的建立而轻松实现。

唤 醒

我对于自己在 ICU 临床中所面临的困惑，已经找到了比较满意的答案。如果我止步于此，我的"困惑→反思→回顾"只会成为一个"个案"，对于学术的发展意义是非常有限的，中医学的短板之一就是"个案过于精彩"，而"合力过于微弱"。我只有再向前一步，按照自己的反思和设想，唤醒中医学对于脓毒症治疗曾取得的"斐然的成绩"，让每一位后来者都可以轻松地读懂、掌握其"精髓"，才能逃脱"个案"之梦魇。这便是一项"中医研究"而非"研究中医"的课题了。

我读到的曹沧洲那则"长医案"只是一个"个案"，再读到张聿青类似的"长医案"还是个案，即使再读到贺季衡类似的"长医案"也仍然是个案，但如果我读了历史上所有医家保留下来的"长医案"，难道还是"个案"吗？

2016 年美国重症医学会在 JAMA 发布了第三版脓毒症诊疗指南，这版指南中有一项成果即脓毒症的快速序贯器官衰竭评分（Quick Sequential Organ Failure Assessment，qSOFA）诊断标准，这是美国学者基于 148 907 例疑似感染的患者进行回顾性分析后设定的诊断标准，它更强调宏观症状和体征的改变对脓毒症诊断的意义。qSOFA 共有三项内容：①呼吸频率 ≥ 22 次 / 分；②意识状态改变；③收缩压 < 100mmHg。只要满足其中两项或两项以上即可快速地初步诊断脓毒症。qSOFA 的诞生便是由无数"个案"的汇总分析而产生的，最终改写了脓毒症的诊疗指南。

上述 qSOFA 的三项内容，在古代中医医案中被普遍记载，如对于呼吸频率增快的描述有喘促、喘逆、喘急等；对于意识改变的描述有谵语、郑声、躁狂、神识昏迷等；古代医案对于血压虽然无法记载，但医案中所记载的如脉微细、脉微欲绝、四肢厥逆等，均是血压显著降低的反映。当借用 qSOFA 标准对古代的中医医案进行筛选，会得出古代医案中最危重的部分——脓毒症医案，再对这些筛选出来的"古代脓毒症医案"进行汇总分析，便会得出 ICU 领域最重要的疾病脓毒症的"中医

ICU 中医的反思（二）：从现代视角解析传统急救医案

诊治规律"，这便是由个案和经验总结上升为理论的过程。

采用德尔菲法，我们形成了《中医古代脓毒症医案筛选标准专家共识》，共 7 条。

1. qSOFA 诊断标准可用于中医医案中脓毒症医案的筛选，对于感染相关的医案中，如出现以下三种症状及体征描中的两种或两种以上描述，即可认为该医案是脓毒症医案：①呼吸频率≥ 22 次 / 分，②意识状态改变，③收缩压＜ 100mmHg。

2. 中医古代脓毒症医案主要分布于以下医案中：①伤寒温病类（含时疫、疫毒）医案，②肺病类医案，③厥脱证类医案，④皮外科骨科病类（含疮疡、疔疮走黄）医案，⑤肝胆病类医案，⑥血证类医案，⑦妇科病类医案，⑧儿科病类医案中。

3. qSOFA 诊断标准中的"呼吸频率≥ 22 次 / 分"的古代中医常见描述：喘促、气促、气急、张口抬肩、喘逆气促、鼻翼扇动、喘脱、喘咳气急、暴喘、喘急、喘不得卧、喘息而不得卧、倚息不得卧。

4. qSOFA 诊断标准中的"意识状态改变"的古代中医常见描述：神昏、昏不识人、谵语、谵妄、神识不清、神昧、不识人、昏蒙、神昏不语、循衣摸床、厥脱、神志时清时昧、目合口开、目陷睛迷、不省人事、邪陷心包、神昏、昏迷、昏厥、牙关紧闭。

5. qSOFA 诊断标准中的"收缩压＜ 100mmHg"的古代中医常见描述：脉微欲绝、脉微细、脉大无根、脉细数弱、脉沉、六脉俱伏、脉细若游丝、脉虚细、无脉、脉细数无力、脉沉弱、四肢厥冷、四肢厥逆、手足逆冷、肢冷。

6. 伤寒温病类（含时疫、疫毒）医案和皮外科骨科病类（含疮疡、疔疮走黄）医案中，仅记录"意识状态改变"，无"呼吸频率≥ 22 次 / 分"和"收缩压＜ 100mmHg"相关描述者，仍可视为脓毒症医案。

7. qSOFA 诊断标准不适宜于中医儿科类医案中的脓毒症医案筛选。

按照上述的《中医古代脓毒症医案筛选标准专家共识》，对古代医案进行了筛选，从数十万则古代中医医案中，最终筛选出来 1167 则脓毒症医案，形成了"中医古代脓毒症医案库"，具体的筛选过程和主要结果，已经撰写并发表了论文《1949 年以前中医脓毒症医案分布情况研究》《中医古代脓毒症医案的疾病分布研究》，此处不再赘述。这些研究成果虽然有趣，但是它的受众可能仅限于 ICU 领域的学者。为了使这项有趣的工作为更多的同道所看到，我从筛选出的 1167 则脓毒症医案中，选择最具代表性的 20 则医案，逐则医案进行 ICU 视角下的解析，以展示传统中医救治危重症的风采，还原其中的临床思维，其间也会夹杂着中西融汇的点评。

所选的医案比较长，解析和点评的文字可能比原医案还长一些，不这样做很难解说得透彻。任应秋先生非常强调学习医案的方式，他说医案的学习要一个案例一个案例地细致分析，他在讲授《中医各家学说》时，对于朱丹溪的一则老人伤寒案，用了十倍于原案的篇幅来对医案进行解析。最后引用一下任先生的话作为结尾。

"（朱丹溪）这么个虚人伤寒的案例，看似简单，基本方就是补中益气汤，但这里面有很丰富的理论。我们今后看医案，都要细细地下功夫去分析才行。

这些案例都有值得我们很好的学习地方，同时我是想告诉大家，对医案要一个案例一个案例细致分析，用你们学习到的知识以及掌握的理论，一个个地进行认真分析，不要粗枝大叶地看过去，细致分析才能有所收获，有所提高，走马观花地对待这些医案，只会浪费时间，对这些珍贵的文献来说就太可惜了，这些是前人治疗实践的积累。"

医案一：吴楚伤寒案

【医案背景】

这则医案为清初扶阳名医，安徽歙县医家吴楚（字天士，约1620—1700年）[①]诊治。吴天士出身于医学世家，从小立志科考，无习医打算，后因祖母病又重捡医书。终因屡考不中，愤而行医。为了提升医术，吴天士常将诊治的一些危重症，执笔追述写成讨论反思形式的医案。这些医案汇编成《医验录初集》《医验录二集》出版问世，现有重版的合订本，命名为《吴氏医验录全集》。吴氏医案富于人文气息，对于病家心理多有所刻画分析。善用温阳重剂起危症是吴氏临证特色，但对于应用大剂量清热解毒、清热泻下治疗的危症时，用石膏、大黄亦毫不手软。这则医案为壬午年八月诊治，当时吴天士已经行医20余年，学验俱丰。

【医案分类和质量分级】

这则医案从发病形式来看，属于经误治后加重转危，进展为脓毒症。医案的记录形式为追述式医案，故其质量级别为3级。

【医案正文及解析】

壬午八月，潜口汪君邵生之如君，三十五岁，患病十余日。

解析：本则医案首先记录患者基本信息。就诊时间为壬午年八月，正是夏暑与秋令交替之际。潜口，今安徽省黄山市徽州区岩寺镇潜口村。古代女性社会地位低下，故很少言女性患者之姓氏，而多冠以父、兄、夫君之名。这位患者是汪邵生的妾室，年龄35岁，就诊时已经患病半月了。

初因发热，遂疑是感冒，用发表药二剂，不效，继因胸膈胀塞，又自疑系吃某物起，恐是停食，医人遂谓是停食，用枳、朴、卜子，服五六剂，病益重，渐至烦躁，复发大热，又用麦冬、花粉、生地、丹皮、地骨皮，服二剂，躁热更甚，人事昏乱，不辨尊亲，厉声怒骂，始急而请余视之。

[①] 编者注：也有文献报道其生卒不详，或1635—1708年。

解析：此段详细记录了治疗经过，属于今日住院病历的"现病史"范畴。患者起病表现为"发热"，自认为是感冒了，这和今天的情况一样。日常中无故出现发热、怕冷，患者本人以及其身边的亲属，一般都会考虑感冒了（一个非常笼统的疾病概念），因为感冒实在太常见了，大家有太多的感冒经验。

患者求医就诊主要服用了三类药物：①发汗药物 2 剂；②消食导滞药物 5~6 剂；③清热养阴药物 2 剂。但患者病情并没有改善，反而越治越重，热度较前更高，并且出现了意识障碍。

见病人满床乱跌，语音不清，面红目赤，浑身壮热，口唇干裂，舌红紫而中有隐隐一块黑影，其脉大无伦，按之无根。余曰："此似大热证，实是中寒证也。"

解析：此为"刻下症"记录。以望诊、切诊为主。患者所有症状都提示大热证，舌诊发现"有隐隐一块黑影"，类似于"黑苔"，此征象既可以见于热极之证，亦可以见于寒极之证。诊脉时发现"脉大无伦，按之无根"，据脉以断定其为"真寒假热"。脉诊，在判断寒热虚实病性时，权重最高。

其家忙告以初起时，吃了面，又吃了油果等物，又感了风寒。余摇手应之曰："此话我总不听，总不关吃食事，并非内伤，亦非外感，乃寒中三阴之证。其浑身壮热者，内有真寒，外显假热也，其作呕胸胀不能食者，寒在太阴脾也，中寒十余日，绝未有一味对证之药，使攻阴以回阳，反用消散之味，以损其正气，又用清润之味，以助其阴邪。正气衰则虚阳出，亡于外而发热、发狂，乃阴躁也。阴邪炽则孤阳浮越于上，而面赤唇裂，此假火也。然舌虽红紫，其中有隐隐一块黑色，此则假火之中，究不能全掩其阴寒之真象也，要攻阴寒，则不可不用热药，然脉躁证躁，则热药又不可用于上焦，是当用八味地黄汤，从阴以敛阳，即从阳以驱阴。"初剂用熟地五钱，桂、附各一钱五分，余俱倍之，加人参三钱，予药二剂，嘱令一日服毕。

解析：此段对病情进行分析并制定治疗方案，这个过程在中医学称为"辨证分析"，这与现在 ICU 临床的病情分析模式完全相同。一般单一的内科病，病情比较明了，不需要太多分析。而 ICU 患者，病情重，症状繁杂，损伤的器官多，必须找出根本病因，理清疾病的病理演变过程。这个"病因"和"演变"，要能完整地解释患者所有的临床症状，才具有说服力，才最可能接近疾病的真相，在此基础上制定的治疗方案才能最高效。笔者在 ICU 工作中，对于危重症患者复

ICU中医的反思（二）：从现代视角解析传统急救医案

杂病情的分析，常觉游刃有余，这应是获益于学中医过程中，大量的"中医辨证分析"训练。

吴天士指出病因是"寒中三阴"，病机的演变过程：感邪后本就寒盛阳衰，又经三次误治伤阳气，故病情持续进展至"阳气欲脱"状态；患者最突出的高热（体温＞39℃）、意识改变、面目赤，是因阳气向外向上浮越；作呕胸胀不能进食，是因为脾胃没有了阳气；舌象的"黑影"是寒盛表现。分析清楚后制订了治疗方案"攻阴以回阳"。在用药时又体现了个体化用药特点：如果"攻阴"则需要用温热药，但可能会加重假热症状，最终选择"从阴敛阳"之八味地黄汤。使用剂量也比较缓和，熟地黄只用15g，附子、肉桂均用4.5g，采用日服2剂的方式，以缓缓增加药量，避免暴用温热药而使阳气更向外浮越，出现显著的药物不良反应。

盖以病重日久，不宜再轻浮浅淡，因循怠缓也。病人服头药，即安卧一时，醒来人事顿清，不复躁扰，服复渣，又复熟睡，大热退轻。次日复请视之，症回而脉尚未回，询知次剂药未服。余窃怪之曰："如此阴寒重证，延误十余日，须重剂日二剂，或可挽回，余尽力为尔家救命，而尔家犹复怠缓自误，此何说也？"其家答曰："如此火热之状，昨见用参三钱，已曾惊怕，再服次剂，又要用参三钱，恐怕一日用不得六钱参，故尔未敢再服。"余笑曰："若用不得，我必不用，你家怕多，我还怕少，每日须参一两，方可奏效。若依我用，我便用药，若不依我用，我便辞去不管。"其家见昨药大效，始允依用，邵翁尊堂亦亲出嘱托。

余谓："非敢推诿，但恐病重日久，药性不重，服药不勤，虽得效，仍有变证，今依我用药，至十日无变证出，则可贺矣。"于是将昨方加重，每剂用熟地八钱，用人参五钱，桂、附各用二钱五分，一日二剂，每日共用参一两，附、桂各五钱，熟地一两六钱。服两日，热全退，夜安神，唇反润，舌色反淡红矣，惟是绵痰吐之不止。余曰："人见为痰，我见为寒，此皆寒凝于中，得温热药，寒不能容，故化为痰而出耳。"今于早晨服如前八味一剂，午用理中兼六君一剂，参、桂、附俱如前数，更加炮姜一钱，黄芪二钱，助中气，燥寒痰。服二日，痰吐尽，胸膈宽，知饿喜食，食渐增多，但夜间不甚安神。

余思：脉躁人躁，多怒多虚火，术、半不宜多用，仍是八味，如前每日二剂。连服五日，脉渐平软，按之有根。余曰："已经十日，是可贺矣，再不怕变证矣。"除去一剂，照前药每日一剂，用参六钱，内加当归一钱。

医案一：吴楚伤寒案

又服十五六日，各症痊愈，惟中气尚不足，脚下至腿俱浮肿，余曰："服许多参，中气尚不足，再服卜子，岂可问乎？其浮肿由脾虚也。因虚火常在上，而又多怒，故白术、半夏只服得二剂，以燥去脾中之寒痰，此后纯是地黄汤服到底。今燥气尽平，舌色反白，虚火全降，再可用术矣，用术数剂，浮气自消，可无虑也，切勿如曙东兄令眷，以浮气为附子毒，而清之致死也。"因改用十全大补，仍加附子钱许，内用白术二钱。又服十余日，而浮气全消，康复胜前。

解析： 上述大段文字占据了整篇医案一半的篇幅，其实就是现在 ICU 住院患者的"病程记录"。除了记录分析病情变化，调整用药之外，还用较多笔墨记录了

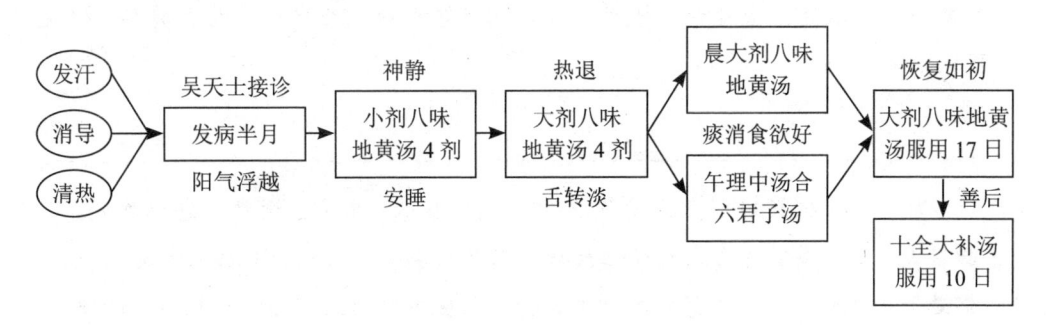

图1 医案一治病过程

"医患沟通"内容，沟通的内容主要在于说服患者配合治疗。治病过程简要归纳如下（图1）。

1. 小剂八味地黄汤（熟地黄15g、桂附各4.5g）加人参9g，日2剂，服用2日（患者只服用了1剂，治疗1日）；经治疗后入睡、意识恢复正常、发热稍好转。

2. 大剂八味地黄汤（熟地黄24g、桂附各7.5g）加人参15g，日2剂，服用2日（患者遵医嘱服药）；经治疗后体温恢复正常，唇舌之红色转淡，新出现痰多症状。

3. 晨服大剂量八味地黄汤，午服理中汤＋六君子汤（人参15g、炮姜3g）＋黄芪6g，服用2日；经治疗后不再吐痰，食欲恢复正常，但晚上会有神志不安。

4. 大剂八味地黄汤（熟地黄24g、桂附各7.5g）加人参15g，日2剂，服用5日；经治疗脉象开始好转，变得平缓，重取稍微有根；吴天士从脉象好转，判断患者脱离了危险，疾病不会再出现新的传变，就此进入康复阶段。

5. 大剂八味地黄汤（熟地黄24g、桂附各7.5g）加人参18g、当归3g，日1剂，服用15日；身体基本恢复至病前，但还有中气不足、双下肢水肿。

6. 十全大补汤（白术6g）加附子3g，日1剂，服用10余日。痊愈。

可见凡治病，须细心寻着病之真处，不可为假病所哄。如此病，唇燥舌干，面红目赤，浑身壮热，乱滚乱跌，狂躁不认得人。孰不谓是大热之证，而思用石膏竹叶以解之，三承气以下之乎？绝无人想到参、附上去，讵知用如许参、附，直服四十日，方得收功。所以庸流皆议余好用参、附，即名流亦谓："吾服其胆。"抑知余非大胆也，第细心耳，非好参、附也，好活人耳，观此及如上诸案，则余于伤寒一证，从无丝毫错误，概可见矣。信可告天地，质鬼神，而无愧矣。（《吴氏医验录全集》）

> **小结：** 如从ICU视角来看医案中记载的症状：高热、烦躁、意识改变，脉数大，还是要首先考虑感染性疾病。在ICU遇到这样一位脓毒症患者，我们是否会想到使用温阳药物治疗呢？一般医生很难想到，也没有经验，即使用了，也是在补液、抗感染等ICU综合治疗基础上使用，治疗的难度远低于吴天士那个时候。吴天士这则补阳治疗重症感染的医案，只是一个代表，类似的通过温阳法治愈感染性高热的医案，在古代医案中经常可以看到。在面对当今ICU的重症感染、脓毒症患者，我们应该有使用温阳法的意识，结合古代医家的理论认识和实践经验，探索符合当代医疗习惯的温阳法使用指征。笔者在ICU曾收治一位截肢术后菌血症先寒战，继而高热39℃、神昏、休克之脓毒症患者，其脉沉微不可及，四肢厥冷，且此前并无热邪内结之象，径用大剂量人参合入麻黄附子细辛汤中，送服安宫牛黄丸少许，服药2剂即热退神清肢暖，此即温阳法退热之实践。
>
> 吴天士在患者发病15天后接诊，治疗1天患者症状即开始改善，逐渐脱离危险，用了10天时间使患者脱离危险进入康复期，又用了25天使患者复原。从ICU针对脓毒症治疗的效率来看，吴天士的疗效不亚于今日综合治疗的效率。
>
> 能促使吴天士坚定使用温药治疗的指征是脉象，这是值得我们在ICU工

作中不断探索总结的。包括大家想当然认为的升压药物、脉搏强弱、血压之间的关系，其实不一定是符合临床实际的。吴天士在诊治这位患者中的医疗行为，完全符合现代 ICU 医生的要求，从"一元论"分析病情，采用"滴定式用药"方式，逐渐增加药物剂量以达到理想效果，在脱离危险后精简治疗促进康复。在医案的最后一段，吴天士对于治疗进行了总结讨论，认为本病在外人看来治疗得非常了不得，实际上就是"心细"，仔细观察评估患者病情，客观地制定最合适患者的方案，而不以医生先入为主的认识去套患者病情。在 ICU 领域流传一句英语俗语，是杜斌教授针对进修医生讲课时引用的，"Everything looking like a nail to someone with a hammer"，这句话翻译成汉语大概是，"当你手里有一把锤子的时候，你看什么东西都是钉子"，值得我们 ICU 医生时刻反思警醒。

医案二：费绳甫伤寒案

【医案背景】

这则医案由费绳甫（1851—1914年）诊治，费绳甫是费伯雄之长孙，孟河医派著名医家，医术与医名不亚于其祖父，54岁时迁居上海行医，名震上海，临证方面秉承其祖父费伯雄和缓醇正之风，善于平淡方药之间见神奇。费绳甫生平忙于临床无暇著述，仅留有口授之经验及医案若干，汇编为《费绳甫医案医话》，较少单行刊本，多与其祖费伯雄医案合刊，或收入孟河四家医集之中。本则医案中的患者，是急病请费绳甫至家中出诊，其身份应较普通，病案亦简明扼要，费绳甫只用寥寥数语，便将患者之病史及施治要点勾勒无疑，非老练于临床者难以为之。

【医案分类和质量分级】

这则医案从发病形式来看，属于经误治后加重转危，进展为脓毒症。医案的记录形式为门诊脉案记录，诊次分明，药物用量保留准确，记载了服药后的转归，故其质量级别归为1a级。

【医案正文及解析】

上海吴君仲祥之妻，患伤寒，先恶寒而后发热无汗，苔白头痛。

解析：本条记录患者"基本信息"，叙述起病时的症状，由症状而诊断为伤寒病。

医用寒凉药，即胸脘闭塞，呼吸之气难以出入，势濒于危。

解析：简述治疗经过，上述均属于"现病史"范畴。在诊查的过程中，即对病情的危重程度进行了判断，因患者存在呼吸困难，故费绳甫判断为"危症"。

急延余诊，右手脉已不应指，左寸关尚浮弦。

解析：刻下症状缺失，只有查体的体征。危重症患者的共性是意识丧失，主诉和问诊较困难，因而注重望诊和切诊。如果要问诊病史和发病前症状，只能通过问诊家属。

风寒已伤营卫，加以寒凉遏抑，引邪入里。伤及中阳，气道不通。

解析：对病情进行分析并制定治疗方案，病情较简单，即风寒＋寒凉误治，两种皆为寒邪，所伤都是阳气，治疗都当用温法。发病时间还短，阳气不会大量损耗，更多是"气道不通"，以调气机为主。

向来阴虚痰重，不胜麻、桂。

解析：治则已经确定，便拟方用药。病情分析到位，认证准确，是医生医理高明的体现；而选方合理，用药丝丝入扣，则是医家学验俱丰的体现。此处费绳甫考虑到了患者的"基础体质"（归属于"既往史"范畴）是"阴虚痰重"，"阴虚"不需要刻下就补阴，但要注意用药时避免伤阴；"痰重"眼下就要化痰，因痰为阴浊之邪，很易与寒邪和凉药交织，阻滞气机（图2）。

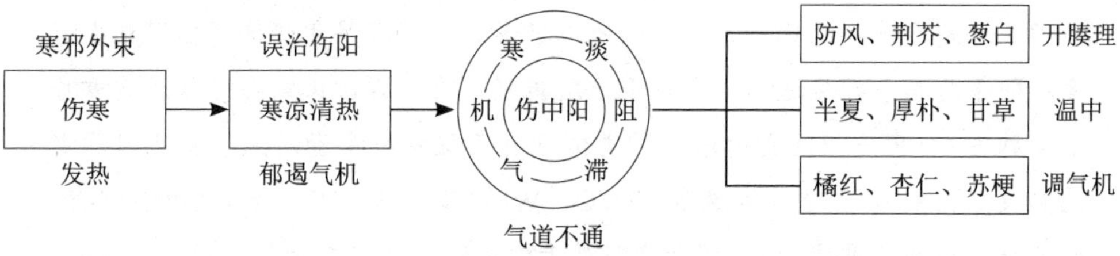

图2 医案二治病过程

防风二钱 荆芥一钱五分 苏梗二钱 葱白二钱 半夏一钱五分 橘红一钱 杏仁三钱 厚朴一钱 甘草五分

一剂，胸脘即舒，气道流通。再剂，汗出、热退而愈。（《费绳甫医案医话》）

> **小结**：我们提到的"伤寒"病，已被有意无意地简化为了两个方面，第一是初期治疗需要辛温发汗，第二是最终抢救需要用到回阳固脱。所以很难把"伤寒"与白细胞（WBC）升高、C反应蛋白（CRP）升高、降钙素原（PCT）升高等联系起来。如果不能一汗而解（实际上，重症的感染均不可能一汗而痊愈），出现种种传变病症，如发热不愈、胸腹痞满、大热烦渴、神昏谵语等，都会不自觉地归纳入"温病"范畴。近现代以来每遇到传染性疾病、感染性疾病，都会争相引用温病学说。因此仲景学说在感染性疾病的应用中，逐渐式微，反而其经方在杂病中不断推广。

ICU 中医的反思（二）：从现代视角解析传统急救医案

此例患者病势虽然危急，但病情非常轻浅，其"危急"之象是因误治使然。这在当今 ICU 的临床中，是非常常见的，只是"误治"的形式与古代不同，如可能是早期自行服用解热药、清热解毒中成药，或者就诊于医疗机构时，治疗不恰当等，这些均应归属为"误治"范畴，因其对于 ICU 的进一步治疗和预后判断具有重要的提示意义。

当在 ICU 中收治这样一位看起来很重的患者，ICU 医生的本能会促使我给予积极的对症支持治疗，并且绝对不会质疑这种治疗的正确性。我们是否还会从其发病和治疗经过，给出中医的判断，判断出仍是表邪未解？而且坚信，只要设法祛邪从表而出，便可快速痊愈？如果没有此判断，而一味参考西医的治疗标准，将会使用多少不必要的治疗？患者还会在数日之间快速痊愈吗？这是阅读本则医案时，我们所应思考的。笔者早年研读蒲辅周先生医案，即深为其手挥目送间治愈危重症所折服，有一则"风寒夹食抽风（重症小儿肺炎）"案与费绳甫所治非常类似且有西医指标足资对照。患儿因严重的肺炎已经神昏嗜睡，体温达 40.6℃，WBC 高达 3.5 万，是当今 ICU 收治的不折不扣的危重症，但经蒲老诊断属于中医的"风寒夹食"，仅用了紫苏叶、香附、陈皮、甘草、枳壳、桔梗、僵蚕、葛根、焦山楂、麦芽、生姜 11 味药，完全不同于现代中医师，早已习惯鱼腥草、金荞麦等现代药理证实的治肺炎中药；蒲老也没有因为神昏高热就用牛黄、紫雪。而最终效果是 2 剂药就热退神清咳减。

如果这类患者由今天的 ICU 治疗，按照积极的对症支持治疗，患者没有迅速改善，是否这位患者就变成了另一种状态：病原学不明、感染灶不明、治疗方向不明的"三不明"脓毒症患者？当失去治疗方向，而又不敢精简治疗时，患者的处境和危险程度可想而知。

而现在临床中也很少有意识地将病势和病情区分开来。势，表现出来的情况，外在的；病情，涵盖了疾病的起因、疾病的临床表现以及相关情况等。这则医案首先妙在认证，其次精在用药，故能速愈。在 ICU 临床中，也并不是所有的 sepsis（脓毒）都要缠绵很久，3~5 日而迅速好转亦是常有之事，无论是中医治疗还是西医治疗，都取决于原发病是否可以被准确识别、快速控制。

医案三：吴佩衡伤寒病入厥阴案

【医案背景】

此则医案是吴佩衡前往会诊的危重症医案，因此案治疗充分体现了中医药救治危重症之疗效，故被广泛引用。吴佩衡为云南名医，早年行医四川习得郑钦安及四川卢铸之扶阳之真髓。毕生临证精髓凝聚于《吴佩衡医案》一书，近年尚有吴氏《吴佩衡中药十大主帅古今谈》《伤寒论讲义》重刊问世，对医学界产生了较大影响。吴佩衡早年救治了大量危重症，善用附子、干姜、肉桂等温热药物，被誉为"吴火神"。会诊此患者时，吴佩衡时任云南中医学院（现云南中医药大学）院长，学验俱丰。

【医案分类和质量分级】

这则医案从发病形式来看，属于发病即为危重症，达到了脓毒症诊断标准。医案的记录形式为临床真实病历资料呈现，故其质量级别归为1a级。

【医案正文及解析】

海某，女，十九岁，昆明人，因病住昆明某医院。1959年1月3日邀余会诊。（按：本病例西医诊断为耐药型金葡菌肺脓肿）

患者行剖腹产失血过多，经输血抢救后，突然高热40℃以上。经用青霉素、链霉素等治疗，数日后体温降低，但一般情况反见恶化，神识昏聩，出现严重呼吸困难，白细胞高达2万。因病情危重，不敢搬动，故未做X线检查。当时西医未做出明确诊断，继续以大量广谱抗生素治疗，并配合输液及吸入氧气，均未效。延某医则投以麻杏石甘汤一剂，病情更趋险峻，西医会诊亦提不出有效方案，乃延余诊视。

解析：此患者为住院治疗患者，因病情发生了意料之外的变化，最终治疗棘手，故请当时著名中医吴佩衡会诊。患者住院会有详细的住院病历，但是中医在会诊时，仍要结合病历和患者情况，提炼出自己所需要的部分，写成中医病案。这段文字即扼要勾勒出患者发病与治疗经过。

患者的病史非常简单，诊断也不难，列出主线：剖宫产→失血性休克→输血抢救（但血制品被金黄色葡萄球菌污染）→金黄色葡萄球菌血症（寒战高热）→金

ICU中医的反思（二）：从现代视角解析传统急救医案

黄色葡萄球菌全身播散至肺（抗感染无效）→肺脓肿（细菌耐药）→脓毒症休克＋呼吸衰竭（这是借用现代 ICU 认知而罗列，当时还不具备此诊断水平）。

当时的西医水平非常低下，还没有 ICU 的概念，也没有呼吸机等脏器支持设备，可用的抗生素较少，对于脓毒症休克、呼吸衰竭的病理过程尚缺乏深入认识。当时主管医师的心理压力可想而知。但凡西医还有一点办法可用，也不会想到请中医会诊。第一位会诊者，只从"病情"看到有喘促、肺炎，便给予了最常用的方剂麻杏石甘汤，而未考虑到"患者"。面对危重患者，首先要"留人"，其次是"治病"。

患者神志不清，面唇青紫灰暗，舌质青乌，鼻翼扑扑煽动，呼吸忽起忽落，似潮水往复，十指连甲青乌，脉弦硬而紧，按之无力而空。盖此病已入厥阴，肝肾之阴气内盛，非传经病，系真脏病，心肾之阳衰弱已极，下焦之真阳不升，上焦之阴邪不降，一线残阳将绝，已现衰脱之象，危殆费治。唯有扶阳抑阴，强心固肾，尽力抢救垂危。

解析： 此段进行了病情的分析，核心病机是"阴气内盛，阳衰欲脱"。

西医方面，有必要从现代 ICU 视角进行补充说明，以使读者准确把握患者刻下的病理状态。

这位患者目前主要诊断是"①脓毒症休克；②呼吸衰竭；③肺脓肿"，吴佩衡会诊时发现患者最突出的表现是"组织缺氧"，最致命的也是这个。"面唇青紫灰暗，舌质青乌""十指连甲青乌"都是缺氧发绀的表现。对于组织缺氧的原因需要进行分析：脓毒症的休克，会导致组织缺氧，是因为血液循环不好，红细胞无法将氧运送至组织；肺脓肿导致的呼吸衰竭，也会导致组织缺氧，是因为肺无法摄入氧气进入血液。从患者的"脉弦硬而紧，按之无力而空"来看，可以先不考虑休克导致的组织缺氧，应首先考虑呼吸衰竭导致的组织缺氧。

吴佩衡虽然没有这些 ICU 知识，也没有"隔垣视物"的 X 线功能（患者此时因病情危重，转运困难，还没有做胸片，现代 ICU 可以直接做床边胸片，也可以在转运呼吸机支持下转运至 CT 室行胸部 CT 检查），但其从中医角度入手，准确地诊断出患者"非传经病，系真脏病"，翻译成大家好理解的话：患者现在这些症状是脏器实质受损、功能衰竭了（实质病变），而非因为机体抗邪需要、脏器功能代偿性的亢奋（功能病变）。

我们再深入思考，为何吴佩衡具备如此高超的诊断能力？吴氏学习中医与我们学习中医，读的书都是一样的，中医经典著作里很少强调精准的诊断，也很少强调鉴别是脏器实质受损，还是功能受损。吴氏这种能力来自于大量的危重症救治临床实践，经验的积累告诉他患者的病情有这么一个分辨的方法。这个方法是不太容易融入中医传统理论体系的，如果朝着这个方向研究撰写著作，是难以被学术界接受的。与此类似的，大量的中医危重症诊查救治方法，只是昙花一现，便很快湮没在时代洪流之中，唯一可能保留的地方就是"医案"。因为医案是实战的记录，任何一个灵光闪现，都可能改变整个战局，这些灵光闪现是可以随手记录在脉案里，而不怕被进行学术批判的。

主以大剂回阳饮（即四逆汤加肉桂）：附片150g，干姜50g，上肉桂（研末，泡水兑入）10g，甘草20g。

因附片需要先煨三四小时，方能煨透无毒，故让患者先服上肉桂泡水，以强心急救之。并预告病家，服此后可有呕吐反应，如呕吐之后喉间痰声不响，气不喘促，舌质色较转红，尚有一线生机可以挽回。若不如此，则为难治，请注意为幸！

解析：此段制定治疗方案，主以回阳之法以治本，而不考虑用祛浊阴之药。这是抢救危症的用药特点，即《内经》所说之"甚者独行"。抢救危急，分秒必争，中医也不例外。煎煮附子需要时间，就先用肉桂泡服，此时只要是用温药，大方向就是对的。服药后的反应，是医家应该掌握的，尤其在危重症急救中，对于服药后应该出现的变化必须熟知，这在张仲景《伤寒杂病论》中多有体现。因为危重患者基本没有主诉，全靠医家查体，服药后是否有效患者无法反馈，必赖医者之细致观察和查体判断。吴佩衡有丰富的危重症救治经验，故能告知患者服药后应出现的变化，并且通过服药后是否出现呕吐反应来判断预后。

复诊：昨日服上方后果如余言，呕吐涎痰后已见转机，神识较前清醒，嗜卧无神，已能缓慢回答询问，可以吃流汁，舌尖已见淡红色，舌苔白滑厚腻，口唇青紫较退，两颊紫红，鼻翼不再煽动，呼吸仍有困难，但已不再起伏如潮，开始咳嗽，咯大量脓痰，脉仍弦滑而紧，按之而空。衰脱危候大为减轻，仍以扶阳温化主之。

附片150g，干姜50g，上肉桂（研末，泡水兑入）10g，法半夏10g，茯苓20g，甘草8g。

ICU 中医的反思（二）：从现代视角解析传统急救医案

解析： 所谓"呕吐痰涎"，其实包含了肺中的痰液能通过纤毛的运动和患者的一些咳嗽反射涌出，再经口吐出，而非单纯是胃内容物的外排。"呕吐涎痰后已见转机"是个很有意思的现象。痰液引流是治疗肺炎的第一位，存在痰液引流不畅的低氧血症，改善氧合最快的办法就是设法把痰吸出来，可以用普通的吸痰管盲吸，也可以用纤维支气管镜精准地吸引。这是现在 ICU 医护人人都熟知的，但在当时的医疗条件下，只能听凭患者自身造化。

全身状态得到改善，痰液因之得以引流，痰液引出后，肺之功能即随之改善，缺氧状态亦有好转迹象，原来发绀的部位也逐渐红润。因呼吸窘迫而出现的鼻翼扇动症状也消失。下面为患者的改善过程。

大剂量温阳药介入→全身状态改善→咳痰反射恢复→肺氧合改善→大脑缺氧改善而神清→咳嗽功能进一步改善→肺氧合继续改善（在温阳药介入之前，患者是处于反方向的恶性循环状态）。

在处方用药方面，患者危象稍微平稳，便考虑加入法半夏、茯苓以化阴邪。

若论温阳之法治疗肺部感染之呼吸衰竭比较少见，而笔者曾有幸目睹一例。北平名医王石清先生之孙王家骥精于中西医学，年逾古稀犹在临床带教授徒，某日其在急诊治疗一 96 岁重症肺炎患者，因病势垂危气管插管使用呼吸机后转入 ICU，老先生亲自来 ICU 诊查拟方，笔者见其诊脉后拟方用附子、鹿角霜、龙骨、牡蛎等，一派温阳固脱之品，难解其意。因患者既无休克血压不稳，亦无四逆，笔者诊其脉弦大重取无力，从传统中医角度来看，此脉用温阳固脱亦属合理，为了观察老先生处方之效力，原方使用 5 天未做更改，患者之生命力一天比一天顽强，不能耐受束缚抗拒气管插管，继而冒险拔管脱机后，竟也可维持平稳，2 天后家属将其接回家中。此例患者未曾随访，但观如此重之肺炎径用温阳固脱，未见不良反应，足以使笔者折服。此后笔者将此法用于高龄严重肺炎，体温正常或偏低者，疗效确实高于之前所用补气化痰之法。

三诊： 神志清醒，语音清楚，面颊微转润红，指甲唇舌青紫已退十之八九，鼻头，目眶微青，午后潮热，喘咳气短，大量脓痰，惟喉间时有痰阻，脉弦滑，病情已有转危为安之象，再以上方加减主之。

附片 200g，干姜 100g，茯苓 30g，上肉桂（研末，泡水兑入）10g，公丁香 5g，法半夏 10g，橘红 10g，甘草 8g，细辛 5g。

解析： 治疗到此时，呼吸衰竭状态已经基本改善，由呼吸衰竭引起的全身缺氧的"氧债"也已全部偿还。因要考虑专攻局部病变的治疗，故又加入橘红、细辛以化阴邪。自此之后便是康复善后治疗，如在今日已考虑由 ICU 转至呼吸科进一步治疗（图3）。

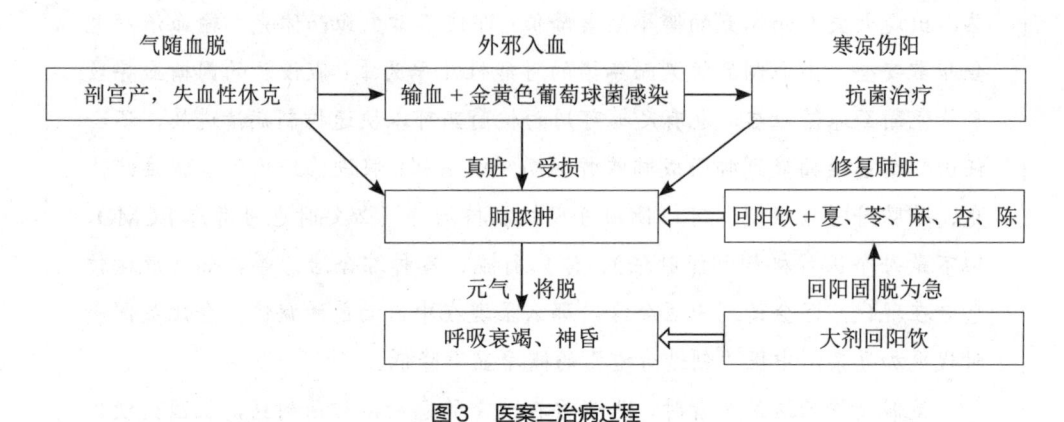

```
气随血脱                      外邪入血                    寒凉伤阳
┌──────────────┐         ┌──────────────────────┐     ┌──────────┐
│剖宫产，失血性休克│────────▶│输血＋金黄色葡萄球菌感染│────▶│ 抗菌治疗 │
└──────────────┘         └──────────────────────┘     └──────────┘
          │                    真脏↓受损                修复肺脏
          │                 ┌──────────┐         ┌───────────────────────┐
          └────────────────▶│  肺脓肿  │◀════════│回阳饮＋夏、苓、麻、杏、陈│
                            └──────────┘         └───────────────────────┘
                             元气↓将脱             回阳固脱为急
                            ┌──────────────┐     ┌──────────┐
                            │呼吸衰竭、神昏│◀════│ 大剂回阳饮│
                            └──────────────┘     └──────────┘
```

图3　医案三治病过程

四诊： 面颊微红润，口唇、舌质青紫已退，呼吸渐趋平稳，午后潮热已退，咳嗽、咯脓痰稍减少，胃气已开，能进食，人事言语已近常态。大便溏泻，系病除之兆。夜卧多梦，此系阳不胜阴，邪阴扰乱，神驰不宁所致。脉转和缓。大病已初退，惟坎阳尚虚，寒温邪阴未净，再以扶阳温化主之。连服三四剂可康复。

此时患者情况好转，可以搬动，经 X 线检查发现双肺有多个大小不等的圆形空洞，内容物已大半排空。血液细菌培养后报告，检出耐药性金黄色葡萄球菌。医院西医最后诊断为"耐药性金黄色葡萄球菌性急性严重型肺脓肿"。拟方。

附片150g，干姜50g，广陈皮8g，杏仁（捣）8g，炙麻茸8g。

连服四剂，一周后诊视，患者喜笑言谈自如，精神、饮食也已恢复，病状若失，至此痊愈。

按： 病至危笃之时，处方用药非大剂不能奏效。若病重药轻，犹兵不胜敌，不能克服。因此，处方用药应当随其病变而有不同。惟临床辨证，务须察明阴阳、表里、虚实、寒热，然后再针对证候之实据而下药。只要诊断确切，处方对证，药量充足，即能克敌制胜，转危为安。古有"病大药大，病毒药毒"之说，故面临危重证候无须畏惧药"毒"而改投以轻剂。否则，杯水车薪敷衍塞责，贻误病机，则危殆难挽矣。（《吴佩衡医案》）

ICU 中医的反思（二）：从现代视角解析传统急救医案

小结：这位患者如果再早生 20 多年，现代医学还未全面推行的年代；或者生活在偏远乡村，患者都很可能会死于难产，也就没有后续的医疗过程了。

如果患者生于 21 世纪初，发病时间为 2019 年，则剖宫产手术已非常成熟，出现大失血而休克的概率显著降低；即使不幸失血而休克，输血治疗也会非常安全，因血制品污染而感染的可能性几乎为零；假设真的因输血导致金黄色葡萄球菌血症，也有足够可用的抗菌药可以快速控制病情进展，不会任由病情蔓延播散到肺而成肺脓肿继而呼吸衰竭；假设已经出现了脓毒症休克、肺脓肿呼吸衰竭，可以使用呼吸机支持治疗（必要时也可考虑 ECMO，但不是每个医疗机构都能胜任）、体位引流、各种综合治疗等。如果说这位患者在现代，还会请到中医会诊，那么呈现在中医面前的病情，会比吴佩衡时代更加复杂，中医"创造奇迹"的概率显著降低。

吴佩衡诊治这位患者时，患者存在严重的感染，细菌耐药，抗菌药使用没有任何意义，此时停药是最明智的选择，也是符合医疗规范要求的，但在现实中大多数 ICU 医生都不敢停药，而是努力获得各种零散报道的可能会有效的"冷门"抗菌药物。吴佩衡没有使用任何一味现代人理解的具有"抗感染药理作用"的中药，但快速治愈了这位脓毒症患者。对于治疗脓毒症，唯遵西医指南为真理的医家，实在值得反思。

吴佩衡针对本病患者的中医诊断是"伤寒病入厥阴"，患者的发病特点是，在正气非常虚弱（手术＋失血休克）的基础上，感染发病，而且寒战后即持续低体温，符合"寒邪"；"厥阴病"是正气大衰而邪气仍盛，有内闭外脱之虞的状态，患者的病情非常吻合。关于"厥阴病"的治疗，《伤寒论》有 55 条论述，推荐了 16 首处方，首方为乌梅丸，其次为白虎汤、当归四逆汤（加吴茱萸、生姜汤）、瓜蒂散、茯苓甘草汤、麻黄升麻汤、干姜黄芩黄连人参汤、（通脉）四逆汤、白头翁汤、桂枝汤、小承气汤、栀子豉汤、吴茱萸汤、小柴胡汤。吴佩衡所用即厥阴病之温阳扶正法，突破了原有四逆汤之剂量，而取得速效。

从这则医案患者的状态来看，我们不难给出温阳之法，但温阳之力度如何，对于服药后会出现的变化是否有把握，是值得我们在阅读此则医案时反思的。

上述的三则"伤寒"医案，分别为清朝早期医案、清朝末年医案、新中

医案三：吴佩衡伤寒病入厥阴案

国早期医案，时间跨度是257年，代表了三个时代。在医疗环境方面：清朝早期与宋、元、明医疗条件，没有质的变化，科技水平也没有巨大差异，医疗市场还不甚规范。医家的职业性还不甚突出，患者还会以自己之认识，左右医家之治疗。1905年时代已经发生巨变，西方文明强势输入，西医医术借传教士之手，在中华大地燃起星星之火，西医的书籍也开始被翻译成中文发行。在外力的冲击之下，中医界也在奋起改良，中医的医学专业性逐渐地突出，医案记录也日渐规范。而医疗措施方面，前两则医案仍然是纯粹的中医药治疗，即便出现了不恰当用药导致误治，也只是"中医范畴"的误治，误治的程度尚不会非常严重。第三则医案的西医干预状态下的中医参与会诊，已经不可同日而语。

医案四：王旭高温病案

【医案背景】

这则医案是王旭高（1798—1862年）所诊治，未标明诊治之年份，患者之性别、年龄亦不详，在就诊王旭高之前，是否曾至其他医生处诊治亦不详。王旭高少年时从其舅父高锦亭（高秉钧）学医，高锦亭是非常著名的中医外科学家，其著作《疡科心得集》至今仍被奉为中医外科学经典著作。王旭高初行医时主要治疗外科病，但后来内科就诊者越来越多，便改治内科病为主。王旭高医名隆盛，影响力巨大，关于其事迹在当地流传很多，如柳宝诒记述小时候亲见王旭高去他们那里出诊，治病非常认真，有的患者家贫无力再请复诊，王旭高都会想办法随访，嘱患者坚持治疗；晚于王旭高半个世纪出生的邻居徐彦敏，叙述王旭高轶事云：当时的名医出诊都乘坐肩舆（一种简易的轿子），但王旭高专门饲养了一匹白马，去附近乡下出诊都骑着白马去，既省去了肩舆费用，还能以更快的速度赶到患者家中诊治。王旭高流传至今的著作有《王旭高医书六种》，其中《西溪书屋夜话录》对后世影响最大，时贤刘保和将此治肝十三法发挥为《刘保和〈西溪书屋夜话录〉讲用与发挥》一书。

【医案分类和质量分级】

这则医案的每一诊脉案记载都很清楚，但就诊间隔时间、药物剂量均未记载，因此归为2a级医案。

【医案正文及解析】

黄。舌干而绛，齿燥唇焦，痰气喘粗，脉象细数。无形邪热熏蒸于膻中，有形痰浊阻塞于肺胃，而又津枯液燥，正气内亏，恐有厥脱之变。拟化痰涤热治其标，扶正生津救其本。必得喘平，神气清，庶几可图。

羚羊角 旋覆花 葶苈 杏仁 川贝 鲜石斛 玄参 茅根 竹油 沉香 代赭石 苏子 姜汁 枇杷叶

滚痰丸三钱，人参汤送下。

解析：这位患者病情危重，王旭高用6个字概括了危重状态——"恐有厥脱之变"。喘促＋意识障碍即qSOFA＞2分。

"厥脱"二字,其源流颇值得详考。现代中医提到"厥脱",自然会联系到休克。若从医学发展的时间顺序来看,"休克"这一病理概念的提出,是对古代临床医家早就观察到的"厥脱"状态的进一步总结深入认识。对于"厥"和"脱"二字之连用,始于何时何人,至今未见详细考订。中医诊断学专家朱文锋先生曾撰文详辨"厥脱"中之"厥"与"脱",名医陆芷青曾撰文谈休克与祖国医学之"厥脱",但对于"厥脱"二字之起源均未谈及,我查阅广博如谢观之《中国医学大辞典》亦无"厥脱"词条,据我之读书经验先做一草率判断:"厥脱"一词由临床家发明,首见于医案。日后再详考之。

王旭高所拟之处方颇可玩味,16味药物中有鲜药3种,分别为鲜石斛、竹油(即鲜竹沥)、姜汁(即鲜姜榨汁);有成药1种,即(礞石)滚痰丸;有单煎的独参汤。用人参汤送服滚痰丸,即已揭示治疗之核心——化痰+扶正。旋覆花、葶苈、杏仁、川贝、紫苏子、枇杷叶、竹油、姜汁8味药物均为祛痰兼理肺平喘之药,虽然各药功效同中有异,但联合使用可协同增效;鲜石斛、玄参协助人参共同起到益气养阴扶正"防厥脱"的功效;羚羊角、茅根清气分及营分之热(玄参、竹油亦兼有清热之效);沉香、代赭石则为了降气以平喘(紫苏子、杏仁、旋覆花、枇杷叶均兼有降气之效)。

又:头汗淋漓,喘不止,脉形洪大,面色青,舌红干,齿板唇焦。此少阴阴津不足,阳明邪火有余,火载气而上逆,肺失降而为喘,证势危险,深虑厥脱。勉拟救少阴之津,清阳明之火,益气以敛其汗,保肺以定其喘,转辗图维,冀其应手乃妙。

大生地 海浮石 洋参 牛膝 五味子 石膏 桑皮 川贝 炙甘草 人参一钱,另煎冲陈粳米煎汤代水。

渊按:脉形洪大,合之头汗面青,上实下虚大著。从补下纳气之中,想出清热救津之法。故能应手。人参、石膏、粳米,救阴清热,亦所以救肾也。

解析:这位患者从现代 ICU 角度来看,属于重症肺炎患者,病情危重。服药后患者病情仍在进展,是意料中事。因王旭高初诊所用之药,过于注重降气化痰,而忽视了直清热邪以救阴津,在养阴药的使用方面也明显不足。痰,固然重要,但此患者,痰是因热邪壅肺而生。热邪不清,则津液断难充足,厥脱亦无可避免。

患者"头汗淋漓"不是热邪之汗,而是阳气向上脱去之危象,此为中医角度之病情危重程度判断指标;"脉形洪大"亦是阳气欲脱之危象,此为中医角度之病

ICU中医的反思（二）：从现代视角解析传统急救医案

情危重程度判断指标；"喘不止"是呼吸频率持续＞30次/分，此为中西医通用之病情危重程度判断指标，喘不止是呼吸衰竭之表现；"面色青"不能除外缺氧之发绀；"舌红干，齿板唇焦"，是中医察津液之法，至今仍在沿用。所有征兆，均指向王旭高最担心之"厥脱"。

此患者如在现代ICU诊治，其所需之呼吸支持治疗，已非单纯的氧疗、经鼻高流量吸氧所能满足，已经达到气管插管使用呼吸机之指征。使用呼吸机支持治疗后，患者的中医证候也会发生变化，"喘脱"之象会迅速缓解，呼吸支持治疗的状态下，中医药完全可以采用王旭高初诊之方，从容施治。但在200年前王旭高治疗这位患者时，不得不使出浑身解数，力挽危亡。

王旭高二诊调整治疗策略，以养阴益气固脱为主，用药则大生地、西洋参、人参、五味子；化痰为辅，用药则海浮石、桑白皮、川贝母，均为清一色的清化热痰药；兼以清热，用药则生石膏；用怀牛膝一味，是引气火下行。

又：汗稍收，喘稍平，脉大稍软。但气仍急促，心中烦躁，舌红干涧，齿垢唇焦。津液犹未回，虚阳犹未息，上逆之气犹未平，虽逾险岭，未涉坦途。今少腹似有透痦之象，是亦邪之出路也。仍拟救少阴，清阳明，再望转机。

大生地蛤粉炒　洋参　沙参　玄参　麦冬　鲜生地　牛膝　通草　豆卷　五味子　竹叶　枇杷叶

陈粳米煎汤代水。

渊按：前方应手，此即头头是道。通草、豆卷，淡渗泄表。恐其耗津。不必虑邪之不去，津气回而邪自不容矣。

解析： 脉案起手即从"汗""喘""脉"三方面叙述，用了"稍收""稍平""稍软"三词，记述病情出现的转机。这些诊查点，正是古代中医对于危重症患者病情预判的重要指标。但在看到病情转机的同时，王旭高也看到患者仍未脱离危险，用"津液未回""虚阳未息""逆气未平"三个"未"字，论述了疾病仍处于险境。

这个脉案既是医生的病情分析，也是给患者及家属的病情交代，对于疾病好转的迹象，要从临床角度可供诊查的具体"症状和体征"进行交流；对于疾病仍潜在的危险，则要从病理角度进行阐述，津液、虚阳、逆气，均是宏观的、难以直接体察的病理概念。

三诊所用处方与二诊一样，只是将养阴益气扶正的药物，由二诊之"大生地、西洋参、人参、五味子"4味药物，拓展到"蛤粉炒大生地、鲜生地、洋参、沙参、玄参、麦冬、五味子"7味药物；仍沿用牛膝之引气火下行；"通草、豆卷、竹叶、枇杷叶"均是轻灵之品，给邪气以出路又不耗气伤阴，使用的原因是王旭高观察到"少腹似有透痞之象"。少腹有痞，提示王旭高在诊查这位患者时，是进行过腹部诊查的，在切诊或望诊腹部时发现的"透痞"现象。

陈粳米煎汤，以此米汤煎煮诸药，从中医角度讲是为了滋养津液、保护胃气；如借用现代医学术语通俗地解释，则是为了补充少许营养物质。这位患者病情危重，饮食废止，完全处于饥饿状态。在古代没有胃管，更没有静脉营养，患者只能处于饥饿状态，看似不人道，实际却蕴含了危重患者的"允许性低热卡"理念，患者病危意识不清，不会有饥饿感，机体的代谢状态也完全不同于常人，早在《黄帝内经》时代即提出"热病多食则遗，食肉则复"，这是指感染性疾病过程中一定要减少营养的摄入（图4）。

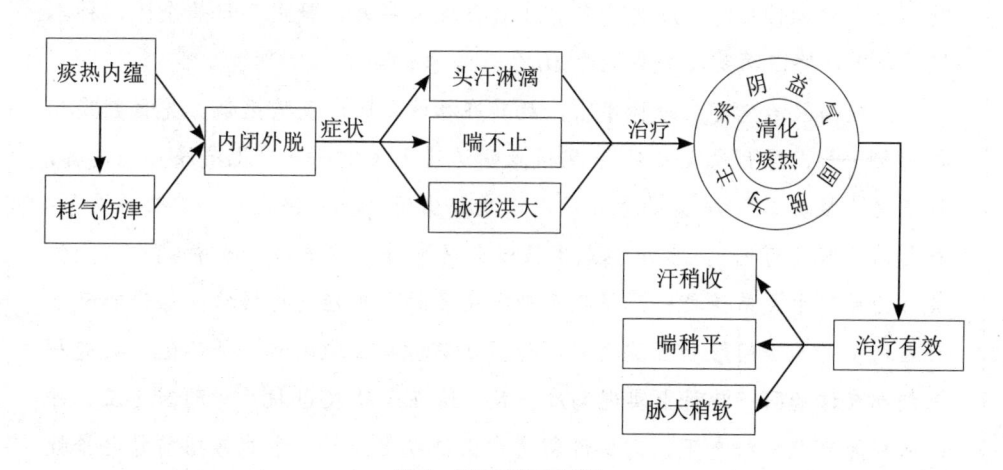

图4 医案四治病过程

又：阴津稍回，气火未平。仍宜步步小心，勿致变端为幸。

大生地 洋参 沙参 玄参 泽泻 麦冬 天竺黄 鲜石斛 石决明 茯神 芦根（《王旭高临证医案》）

小结：这则医案，感染部位在肺，用药多有巧思。最终挽回造化的治疗，

ICU 中医的反思（二）：从现代视角解析传统急救医案

不在于"化痰"，而在于益气养阴固脱。这位患者已经出现呼吸衰竭，当疾病出现脏器功能衰竭时，人体已经处于失代偿状态，中医药治疗的优势在于"因势利导"调动人体自愈机能，一旦失代偿则治疗棘手，此时扶正治疗是挽回造化之关键，但是扶正治疗并不意味着使用人参、黄芪等大剂量补气，扶正治疗包含种类很多，诸如补气、补阴、补血、补阳、收敛固脱等均是扶正，扶正治疗必须与其他治疗密切配伍才能起到良好的效果。与本则医案非常类似的有施今墨高足李介鸣先生1977年会诊的肺炎病案，患者是65岁男性，发热咳嗽8日后，体温增高至39.6℃就诊于丰盛医院，经抗感染治疗后发热不退，渐渐神昏、痰喘气急难续，请李老会诊从"内闭外脱"论治，用生脉散加味，药用西洋参15g（另炖），麦冬12g，五味子12g，菖蒲12g，竹茹6g，并送服安宫牛黄丸1丸，服药2日热退至38.2℃，可睁眼视人，危象缓解。复于原方中加竹沥水、瓜蒌，安宫牛黄丸减为半丸，服用2日热全退，神志恢复正常，终以苇茎汤加减调养10余日痊愈出院。

王旭高救治危重症经验丰富，故其在初诊之时即高瞻远瞩。先预判疾病之走势——"恐有厥脱之变"；然后点明治法之关键——"化痰涤热治其标，扶正生津救其本"；脉案结尾又示人以疾病出现转机之征兆——"必得喘平，神气清，庶几可图"。李介鸣先生虽以久居阜外医院治疗心血管病知名，但其作为施门十大弟子之一，早年开业行医多种危重症均可接诊，除了市面上日益增多的西医门诊和医院之外，行医之环境与王旭高相去并不远，故能与王旭高在诊治同一病种上实现高度一致。这在今日ICU抗生素随时可及、呼吸机随时可及之状态下，需格外留意中医证候之演变，方能领悟前贤之抢救精髓。

医案五：方耕霞温病案

【医案背景】

本则医案为方耕霞诊治，发病之后先经他医使用清热治疗不效，故请方耕霞诊治，诊治节令在冬至之前。方耕霞（1844—1926年），名仁渊，号思梅，咸丰六年由祖籍江苏江阴迁居江苏常熟。中年习医出道后，先于无锡开业，后归故里行医。方氏医术精湛，善用扶正法治疗危重症，著成医话、医案数卷，1991年以《倚云轩医话医案集》为名出版。方氏热心中医事业，1923年北洋政府内务部颁布了《管理医士暂行规则》，对于中医多有歧视，方氏时已79高龄，出任常熟医学会会长，带领同仁开展抗议斗争工作，并创办医学刊物，为中医事业发展做出了贡献。

【医案分类和质量分级】

这则医案从发病形式来看，患者发病已有时日，三诊脉案说"阅从前所服诸方，治以清火撤邪之不应"，可知患者已经过一段时间治疗，因此该患者属于病情迁延进展为危重症，达到脓毒症标准。医案的记录形式完备，故其质量级别归为1a级。

【医案正文及解析】

钱。嗜好之体，肺肾两虚，一受温邪，最易劫津伤阴。刻诊表热退清，脉数急者，胃阴涸而舌焦裂，太阴竭而胁痛气喘，邪热挟木火内燔，阴伤津液两铄，危险在迩。当兹之际，惟有顾其根本，亟亟阴阳并补，或能侥幸于万一。

大熟地一两 山药四钱 泽泻三钱 麦冬四钱 五味子二钱 淡苁蓉二钱 阿胶二钱 山萸肉二钱 丹皮一钱半 枸杞子四钱 麻仁二钱 炙草二钱 紫石英二钱

解析：患者年龄未载，但从"嗜好之体"可知患者吸食鸦片为时已久，当为中老年男性患者。吸烟会引起肺部慢性病变，如果能借助现代肺功能检查，该患者可能已达到"慢性阻塞性肺疾病"的诊断。中医一般认为吸烟伤阴，故方耕霞认为患者基础就有"肺肾两虚"，一感受温邪，阴液耗伤会更加突出，热邪显得更为炽盛。患者有"气喘"征象，这是呼吸频率＞22次/分的表现，由二诊可知尚有"郑声撮空"，这是意识改变的表现，qSOFA评分≥2分，达到脓毒症的诊断标准，病情危重。

患者刻下主诉症状是胁痛、喘促，查体可见脉数急（一息5至以上为数脉，数急，每分钟120～140次）、舌焦而裂，"表热退清"是指体温已经不高，在体温不高的情况下仍见"脉数急"，是热退而脉不静，病情危重的表现。舌焦而裂提示阴液严重不足，正气极度衰弱。这位患者从现代医学角度来看，诊断属于重症肺炎。方仁渊虽然认识到"邪热挟木火内燔"，但并未像我们今天大多数医生治疗肺炎那样，使用宣肺、清热之法，而是直接针对疾病最突出的矛盾——阴津不足施治，以左归饮、复脉汤为主方加减。方中除紫石英用于潜镇平喘，泽泻、牡丹皮具有一定泄热作用之外，其余10味药物均为润养之品。

二诊：从左归复脉汤出入，舌津略润，气逆胁痛大平，病情似有转机。但脉仍数急无情，郑声撮空，忌象迭见。良由阴精阳气消耗难复，杯水车薪之效，未能有恃无恐也。仍拟峻补阴阳，收拾元气，冀其根本有所依赖，不至喘脱为幸。

大熟地一两　归身三钱　炙草一钱　洋参三钱　麦冬四钱　五味子一钱半　阿胶一钱半　枸杞子四钱　苁蓉四钱　杏仁四钱

解析：患者经左归饮治疗，病情有所好转，最突出的症状"胁痛""喘促"明显改善，查体方面，舌之干焦而裂也变得稍微滋润一些，这个疗效比常规宣肺清热之法远为迅捷。但方仁渊并未认为病势已经完全扭转，因为患者的意识还没有改善。治疗仍然养阴为主，方选贞元饮（熟地黄、当归、甘草）合生脉散，洋参三钱补气养阴，并有杏仁一味以入肺降气平喘。

三诊：连进纯甘壮水之品，挽回精气，稍有把握。但舌灰不退，脉仍数急无情，未为稳当，王太仆云：寒之不寒，是无水也。阅从前所服诸方，治以清火撒邪之不应者，以其水亏耳。壮水以制阳光，为虚者合。治既与病相宜，仍从此意，更佐以清养肺阴。

原方去阿胶、紫石英、杏仁，加玄参、川贝、瓜蒌皮、鲜沙参。

解析：经治疗患者意识状态也有所改善，但方耕霞仍然认为病情尚重，因为"脉仍数急无情"。此时需要对治疗进行一个审视，是否需要加用清热治疗？阴液既然见复，脉象应该缓和才对。方耕霞通过两方面进行了论证：①患者之前用过清热祛邪之药无效，如果真是邪热炽盛，服用之后病情应该会改善；②患者经方耕霞两次诊治，使用大剂量养阴药物后，病情见到明显改善。由此断定，仍然要坚持养阴治疗，只是随着病情险象解除，全身状态改善，要针对病灶——肺脏之炎症，更加用治肺之品。此诊方中加入了玄参养阴而能解热毒，加入川贝、瓜蒌皮、鲜沙参，清肺润肺化痰。

四诊：舌灰垢大化，脉数急渐和，病机大有生色矣。经谓精不足者补之以味，形不足者补之以气。而张氏又谓气因精而虚者，宜补精以化气，其法似殊而其意即《内经》求本之意也。治虚无速效，王道无近功，仍守其法。

贞元饮　生脉散　加枸杞子　玄参　川贝　鲜沙参　海浮石　燕窝屑

解析：患者喘平（呼吸稳定）、神清（意识正常）、脉由数急变为调和（循环稳定），是 qSOFA 三项内容均得到了改善，由此判定患者已经脱离了危险，所以方耕霞说"病机大有生色"。仍用补益之法，贞元饮出自《景岳全书》，由熟地黄、炙甘草、当归组成。四诊处方是在三诊处方基础上微调，海浮石、燕窝屑均是养肺阴润燥化痰之品。

五诊：面赤戴阳，下虚故也。神倦意弱，皆属不足之象。大病而逢节候，宜其如此。拟纳养之中参以潜阳救液，扶过冬至不尉，方许一阳来复。

大熟地八钱　龟板五钱　山萸肉一钱半　炙草一钱　五味一钱　麦冬四钱　枸杞四钱　鲜沙参七钱　鲜石斛七钱　川贝三钱　麻仁三钱　沉香汁二分

解析："面赤戴阳""神倦意弱"均为方耕霞通过"望诊"获得的体征，戴阳，即患者颧部潮红，如果不是医家非常注重"阳气"之诊查，很容易忽略此体征。方耕霞由此细微之处察觉到，需要合入"潜阳"治疗，将贞元饮之当归替换为潜阳敛阳之龟板、山萸肉，又加入沉香汁以纳气。五味、麦冬、鲜沙参仍是生脉饮之义，枸杞子、鲜石斛养肾、胃、肺之阴，川贝润肺化痰。患者之大便情况未见描述，但从初诊、二诊之淡苁蓉至此诊之麻仁，可以推测患者大便仍欠畅，故加入润肠之品，以保持腑气通畅，利于肺气之宣降复常。

六诊：戴阳已退，脉急亦和，知饥思纳，休美叠臻，昨议既合，宗之加减。

照前方去石斛、麦冬，加茯苓、玄参。

解析：此诊已经进入康复阶段，患者可以进食少许了，治疗中开始兼顾调理脾胃，此诊之茯苓及七诊之鲜陈皮、谷芽均为促进脾胃受纳功能之恢复，避免新食出现积滞（图5）。

七诊：舌润津回，脉急大缓，临崖勒马，已入坦途。拟补养金水，醒胃调元。

西洋参　大熟地　麦冬　炙草　五味　枸杞子　金石斛　鲜沙参　鲜陈皮　谷芽（《倚云轩医话医案集》）

ICU 中医的反思（二）：从现代视角解析传统急救医案

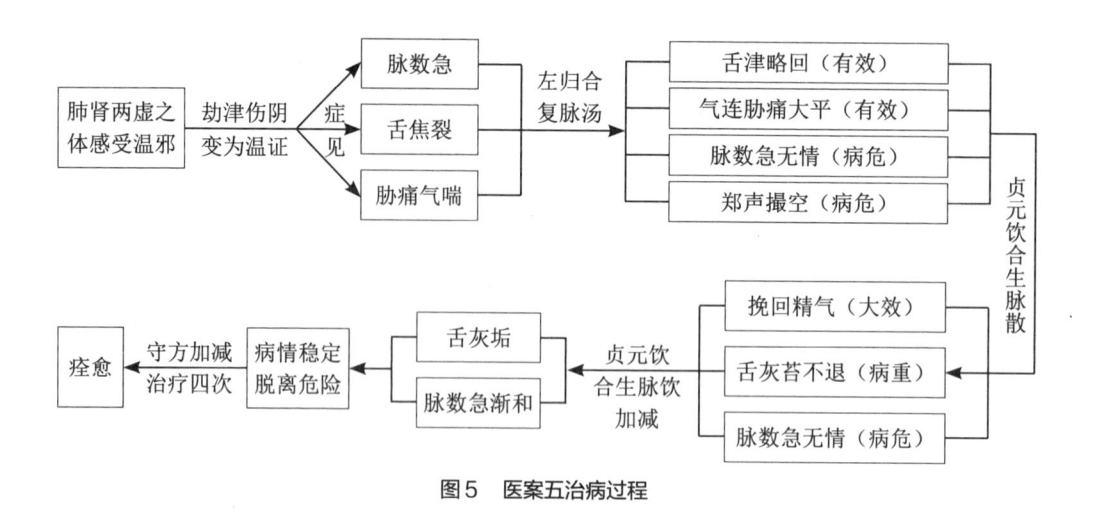

图5 医案五治病过程

> **小结：** 本例患者病属肺炎，病情较重，在今日需要收住院治疗，因其喘促明显、心率增快明显，需要使用心电监护持续监测生命体征，现代医学治疗方面需要使用特效的抗菌药物，加之补液、补充电解质等支持治疗，大多数社区获得性肺炎患者对于治疗反应较好，可以1～3日退热，治疗7～10日可以出院，但肺部病灶的吸收和全身虚弱状态的恢复尚需时日。本患者完全采用中药治疗，起效非常迅速，较今日住院治疗有过之而无不及，且用药特色鲜明，自始至终未用一味清热解毒药物，足为今日一见"炎症"即用清热解毒之鉴。笔者之导师刘清泉教授精于中医救治危重症，笔者读研究生期间，听老师亲述一例肺炎气管插管患者的会诊经过。患者已使用抗菌药物数日，但发热仍未退，此患者亦是基础病较多之老年患者，高热之外还有无痰、舌红等阴不足之象，予以补中益气汤合麦味地黄汤，不加一味清热解毒药物，5日后病情稳定，成功拔除气管插管脱离呼吸机。老年人正气虚弱，虽有外邪侵袭发为急症，但治疗时仍应注重扶正，这是导师再三教导我们的。导师会诊的这例患者，如果抛开抗生素、呼吸机的干扰，与此例方耕霞所诊治的患者如出一辙。

医案六：贺季衡温病案

【医案背景】

本则医案为贺季衡诊治，患者的年龄和发病时间均未详载。贺季衡14岁师从孟河四大家之一马培之习医，未及弱冠悬壶应诊，医名鹊起。因子病故，悲痛难已，焚毁医稿，欲弃医业。因患者反复央求挽留，复开门行医救人，此后忙于诊务，未暇著述。晚年始将留底之医案整理编次，撰写按语，署名《指禅医案》，拟为出版。惜中日战争爆发，家宅被毁，《指禅医案》稿化为灰烬。幸其弟子保存有手抄本，医案遂未绝迹。贺季衡之孙贺桐孙转录手稿，于1983年选编部分医案以《贺季衡医案》之名出版。2018年贺桐孙之女贺玥始将《指禅医案》悉数点校出版传世。贺季衡善治危重症，《指禅医案》是保留重症医案最丰富的医案著作之一。

【医案分类和质量分级】

这则医案从发病形式来看，属于病情迁延进展，加重转危，进展为脓毒症。医案的记录形式为门诊脉案原貌呈现，药物及剂量记载明确，故其质量级别归为1a级。

【医案正文及解析】

任男。温邪三候，表热未从汗解，里蕴渐从燥化，神迷谵妄，协热自利，当脐拒按，两脉模糊，舌苔灰黄，舌尖绛赤。邪热渐入心包，有内陷生风之虑，证殊险要。

上川连八钱　粉葛根三钱　黑山栀三钱　酒黄芩二钱　净连翘三钱　南花粉四钱　大杏仁三钱　炒枳实一钱　生竹茹一钱五分　鲜石斛四钱，杵　梨皮一钱

解析：患者男性，年龄不详。"温邪三候"是指发病已经21日了，现在仍有发热，汗出症状，而且出现了"神迷谵妄"（意识改变）和"两脉模糊"（血压降低），qSOFA累计2分，属于危重症。"协热自利"即发热和下利并见，多见于胃肠道的感染性疾病，但也会见于一些非肠源性的重症感染患者，俗称"漏底伤寒"。贺季衡切诊了患者的腹部，脐部疼痛拒按，这提示是实证，下利属于"热结旁流"一类。患者虽然出现了邪热内陷心包的趋势，但"有内陷趋势"和"真正内陷"的治疗是不同的，前者只需要给邪热以出路即可，或者使用清心开窍治疗。贺季衡使用了葛根芩连汤加减，栀子、连翘均为清透热邪之品，天花粉、竹茹清热化痰保护津液，石斛、梨皮养阴生津，杏仁理肺气止咳，枳实调腑气导滞。

ICU 中医的反思（二）：从现代视角解析传统急救医案

二诊：昨进连葛双解表里法，协热自利虽减，谵语神迷如故，咳而无痰，两脉模糊，舌尖红绛，扪之触手无津。邪热侵入心包，胃阴日伤之候，仍在畏途，姑为泄热存阴。

鲜生地一两，切　鲜石斛四钱，杵　南花粉四钱　净连翘三钱　大杏仁三钱　瓜蒌皮四钱　乌玄参四钱　肥知母二钱　正滑石五钱　淡黄芩二钱　枇杷叶三钱　梨皮四钱

解析：患者服药1剂后发热及下利均好转，但是"谵语神迷"和"两脉模糊"这两个关键体征，尚无变化，因此断定患者还没有脱离危险。舌苔灰黄渐退去，舌尖红绛显露，触诊舌头是干燥缺乏津液的，这是阴伤的表现。此诊治疗便以清热存阴为主，鲜生地、鲜石斛、天花粉、玄参兼具有清热和养阴作用；连翘、知母、滑石、子黄芩均为清热而不伤阴之品，滑石（舌根部苔灰黄故用之）与黄芩又有止利之效；杏仁、瓜蒌皮、枇杷叶理肺以治咳。

"触诊舌头"是古代医家判断危重症患者津液状态的常用方法，这与现代ICU判断"容量"的理念有相似性，但是判断"津液"与判断"容量"并不一样。如果按照现代ICU判断容量的方法如监测CVP、使用超声评估下腔静脉随呼吸变异率、抬腿试验等，对古代所救治的重症感染患者进行评估，这些患者会一致地表现为"容量不足"，但并不是都存在"津液"不足。

三诊：泄热存阴，舌质之红绛津液已回，舌根灰黄亦退，自利亦止，而入夜尚神昏谵语，咳不爽，左脉尚模糊。余邪未透，仍虑再生枝节。

鲜石斛四钱，杵　南花粉四钱　瓜蒌皮四钱　肥知母二钱　大杏仁三钱　净连翘三钱　象贝三钱　川郁金二钱　云苓三钱　枇杷叶三钱　炒竹茹一钱五分　梨皮四钱

解析：经治疗2次后，患者已经脱离危象，首先表现为"神迷谵语"时间缩短，仅晚上出现；其次双脉之模糊，变为仅左脉尚模糊。下利也已完全停止，从根部舌苔退去，可知邪气已经大衰，从舌质津液的恢复可测知全身的津液较前充沛。此诊的突出症状是"咳不爽"，所以治疗用药侧重于理肺气。鲜石斛、梨皮养阴生津；知母、连翘清透余热；天花粉（兼具生津作用）、瓜蒌皮、杏仁、浙贝母、枇杷叶、炒竹茹，均为清热化痰理肺之品；茯苓健脾，川郁金理气活血，为调理脾胃之用。

"余邪未透，仍虑再生枝节"是贺季衡对于疾病整体状态的判定，由此可见其丰富之临床经验，四诊便验证了贺季衡的顾虑。

四诊：昨缘舌黑已退，且有津润，大剂之泄热存阴略为减折，而今日舌根复黑，

且少津润，咳不爽，谵妄沉睡，左脉仍未了了。邪热未能外达，有内陷之虑，再当泄热存阴，兼肃肺气。

鲜生地一两，切　鲜石斛四钱，杵　瓜蒌皮四钱　南花粉四钱　大杏仁三钱　净连翘三钱　酒黄芩三钱　象贝母四钱　黑山栀三钱　益元散五钱，包　生竹茹一钱五分　梨皮四钱

解析：患者病情出现反复，首先表现为意识改变，又变为全天候的沉睡谵妄。故本次治疗又注重于清热养阴治疗，使用大剂量鲜生地配伍石斛、天花粉、梨皮清热养阴；连翘、黄芩、焦栀子、生竹茹、益元散（滑石、甘草、砂仁）清热透邪；瓜蒌皮、杏仁、浙贝母仍是理肺气以止咳。

五诊：迭投泄热存阴，下利转为燥粪，是热结旁流可知，舌黑虽退，舌前尚少津润，咳而不爽，谵妄虽少，而仍沉睡，左脉未能了了。胃阴已伤，邪热未罢，仍防内陷，犹在险途，勿泛视之。

鲜生地一两，切　鲜石斛五钱，杵　大麦冬三钱　南花粉四钱　净连翘三钱　黑山栀三钱　大杏仁三钱　瓜蒌皮四钱　淡黄芩三钱　肥知母二钱　云苓神各四钱　卷心竹叶卅片（《贺季衡医案》）

解析：五诊时患者的排便已经正常，可以排出成形粪便，可知患者的胃肠道已经完全恢复正常，如果是消化道的感染比如痢疾，则已经痊愈，不会再出现"沉睡""谵妄"、左脉不清晰等。由此推测，患者的"下利"只是疾病的一个伴随症状，肠道并非感染灶所在，肺脏的感染可能是根本。五诊治疗仍以养阴为本，兼以清热、理肺。较四诊明显不同之处在于加用了茯神、卷心竹叶以清心安神。而患者的病情"犹在险途"，最终结局医案未载，但从贺季衡识病之透彻，施治经验之丰富，治愈只是时间问题。

本病依古代患者之习俗可诊为"漏底伤寒"，何廉臣《重订通俗伤寒论》专列一节叙述，指出"漏底伤寒"是世俗之名，即指外感病未经攻下即自利，根据病症之不同，可分为协风、协寒、协热、协食之别，浙江近现代名医徐荣斋先生在评按此节时，引用沪上名医丁仲英之论，与本案颇相吻合，引用以资对比学习："有人于此，初起一二日，身发大热；至三四日，热甚而为焦渴烦躁；至五六日，躁甚而至于四肢忽然厥冷，甚则过于肘膝；厥甚，则神情烦躁者，至此转为呆钝。当此之时，设大便忽泄泻如注，甚则纯下清水。按其脉，轻举不可得，重手按之始觉指下跃跃大动，参其证情，似为三阴虚寒之证，然无初起发热之理，无以名之，

ICU 中医的反思（二）：从现代视角解析传统急救医案

乃巧立漏底伤寒之名。证情如此，无经验之医家必以为非救逆回阳不足以挽回，于是以参苓芪术补其虚，附桂萸姜温其阳。恐其厥之不回，利之不止而卒至厥冷不回，利下不止以至撒手长逝。医家病家，卒不致悟，遂委为此症之难治。故一闻漏底伤寒，莫不惊惶相告，以为九死一生，回春无计矣。不知所谓漏底伤寒者，大多为热结旁流之证。《内经》曰：暴注下迫，皆属于热也。《伤寒论》云：下利谵语，有燥屎也，宜小承气汤（大黄、川朴、枳实）。又云：少阴病下利清水，心下必痛，口干燥者，可下之，宜大承气汤（大黄、芒硝、厚朴、枳实）。此明示人为热结旁流，急当用下法，去其实热，病可转机。热结旁流之原因为肠受疾病之影响，失其蠕动作用，粪积不下，久则腐解，其毒素上冲于巅，扰乱清明之府，成为厥逆之象。腐解之后，夺路而出，成为下利。故其治法，宜用承气下其燥粪，若投以温中回阳等法无异火上加油，变生顷刻。"贺季衡此案继续治疗下去，如果燥粪不能自解，发热仍然不退，谵语仍旧不清，也会由泄热存阴之法，转而用到增液清热泻下之法，如增液承气汤一类。

小结： 本则医案初看时，感染灶似在胃肠道，以现代医学视角来看似乎可诊断为"痢疾"，但在五诊时患者排便完全正常后，病情仍然危重，便足以排除痢疾。中医学对于痢疾的认识非常早，痢疾典型的脓血便、里急后重，为临床医家非常容易识别的症状，而本案并未有任何相关记载，故可排除痢疾。本案治疗除治下利之外，始终在针对"咳不爽"治疗，从症状推断很有可能为肺炎。肺炎患者，一部分会出现消化道症状，表现为食欲不振，下利。这位患者如在初诊时就诊于现代医学，也会收入 ICU 病房治疗，因其生命垂危，先要保命，然后才谈治病。通过拍摄胸片、CT 或床旁超声，很容易识别出肺炎，针对肺炎经验性使用抗菌药，再加之补液、纠正酸碱失衡和电解质紊乱、营养支持，治愈不难。

本例患者经贺季衡治疗，起初见效也非常迅速，治疗两次后即使危象暂时解除，但可知中医治疗感染性疾病，重在调理全身状态，促进人体免疫恢复战胜病原，非如抗生素那般特效，故治疗常不彻底，容易反复。所以治疗中非常重视护理，严格要求饮食和生活作息，避免由不当生活导致食复、劳复等。本例患者在四诊时出现反复，即为感染灶并未得到有效控制使然。贺季衡用药灵活多变，现将历次用药绘制表格如下（表1），便于对比领悟其用药之法。

表1 历次用药

	一诊	二诊	三诊	四诊	五诊	用药频次
上川连	√					1
粉葛根	√					1
黑山栀	√			√	√	3
酒/淡黄芩	√	√		√	√	4
净连翘	√	√	√	√	√	5
南花粉	√	√	√	√	√	5
大杏仁	√	√	√	√	√	5
炒枳实	√					1
生/炒竹茹	√		√	√		3
鲜石斛	√	√	√	√	√	5
梨皮	√	√	√	√		4
鲜生地		√	√		√	3
瓜蒌皮		√	√	√	√	4
乌玄参		√				1
肥知母		√	√		√	3
正滑石		√				1
枇杷叶		√	√			2
象贝			√	√		2
川郁金			√			1
云茯苓/神			√		√	2
益元散				√		1
大麦冬					√	1
卷心竹叶					√	1

医案七：周小农温病案

【医案背景】

本则医案为晚清民国时期名医周小农诊治，诊治时间为庚申年（1920年）农历五月，周小农时年46岁。周小农（1876—1942年），名镇，字伯华，江苏无锡人，师从于张聿青（张聿青介绍见"医案十七：张聿青湿温案"）习医，先在上海行医，后返回故里无锡行医。热心中医事业，先后受聘为中央国医馆名誉理事、山西中医改进研究会名誉理事，多有著述发表于医刊。所著《惜分阴轩医案》四卷，多载危重症，有其师张聿青遗风。晚年又亲手整理医案三卷，后人将此三卷医案与《惜分阴轩医案》四卷合刊，命名为《周小农医案》。周氏临证治疗危重症多采取内服汤药、冲服药粉、鲜品煮水煎药、药物外敷等，数法并行，以提高疗效。

【医案分类和质量分级】

这则医案从发病形式来看，属于病情进展加重转危，达到脓毒症标准。医案的记录形式完备，故其质量级别归为1a级。

【医案正文及解析】

张赞卿母，七十二岁，西水关。庚申五月中旬患寒热，但热胸痞，咳嗽痰腻，苔指。

汪医谓邪与气火合病，与桑、菊、杏、前、薄、桔、蒡、贝、郁、蒌、风化硝、竹叶、灯心、玉枢丹之类，四方，不应。渐至晡后热重，神迷不清。

解析：此段叙述了患者的基本信息和治疗经过。患者为老年女性，从发病的初始症状来看，有发热、恶寒、胸闷、咳嗽、痰黏难出症状，从现代医学角度来看诊断不除外"肺炎"。之前汪姓医生所用的均为常规治法：桑叶、菊花、薄荷疏风透表；杏仁、前胡、桔梗、牛蒡子、贝母、瓜蒌宣降肺气以化痰；郁金、竹叶、灯心清心醒神；风化硝化痰而又通便；玉枢丹辟秽之力极强，针对苔指（厚腻紧渍之义）而用。患者服药后无好转，病情进展，出现神昏。此时再回看患者的病情，便不像是肺炎了。

廿一日延余诊，以吐为快。此次热经旬有八日，晡后热甚昏谵，自汗黏腻，脘痞，呛咳痰不爽利。脉左数右濡，苔浊而干。脐腹拒按作痛。温邪挟气湿痰积交阻，有胃实之征。但古稀之年，难于攻击耳。拟小陷胸汤加减，取居高建瓴之义。

瓜蒌三钱　半夏二钱　枳实一钱　川连六分　生薏仁三钱　苦杏仁三钱　金石斛五钱　蓬莪术三钱　大腹皮二钱　金沸草二钱　青蒿三钱　荷梗尺许

用萝卜三两，灯心一把，煎汤代水。

另广郁金三分，川贝母三分，伽喃香八厘，风化硝三分，研服。

解析： 周小农首诊时已经发热18天了，辨治之关键在于识别出"有胃实之征"，故治疗始终惦记着通腑气，只是因患者高龄久病，不敢直接使用峻猛如承气类攻下，改予诸多周旋之法，缓缓通下。这是周小农治疗不同于之前医家之处。

从何处识别"有胃实之征"？在于"晡后热甚昏谵，自汗黏腻""脐腹按之作痛"，阳明病正是日晡热甚，汗出蒸蒸，阳明燥屎内结正可见脐腹压痛。但患者还有"以吐为快""脘痞"征象，并非典型的阳明腑实证，故不能直接使用大承气汤。周小农熟谙经典，对于叶天士的《温热论》非常熟悉。在《温热论》中即详细论述了这位患者的病理状态和治疗注意事项。

"再人之体，脘在腹上，其地位居中，按之痛，或自痛，或痞胀，当用苦泄，以其入腹近也。必验之于舌，或黄或浊，可与小陷胸汤或泻心汤，随证治之。若白不燥，或黄白相兼，或灰白不渴，慎不可乱投苦泄。其中有外邪未解，里先结者，或邪郁未伸，或素属中冷者，虽有脘中痞闷，宜从开泄，宣通气滞，以达归于肺，如近俗之杏、蔻、橘、桔等，是轻苦微辛，具流动之品可耳。"周小农的治疗可谓重复了叶天士此段经验，解析如下。

小陷胸汤加入枳实是吴鞠通之法，用以治疗胸膈之间的痰热，瓜蒌和枳实具有通下作用；方中之生薏苡仁、苦杏仁、大腹皮、金沸草（即旋覆花之全草）、青蒿、荷梗，即化湿、流动之品；石斛是养阴扶正，莪术针对腹痛便结而用；萝卜辛散行气导滞、甘凉生津清热，灯心草清心治疗谵妄，且能导热邪从小便而出，周小农之师张聿青亦常用之；研末冲服的药物，郁金合川贝化痰醒神，伽喃香（即沉香）和胃止呕理气纳气，风化硝通便。

廿二日复诊： 昨诊热沉迷已减，腻汗止，大便先痰浊，后干结如栗，甚畅，腹满即松，按之尚疼，咳痰白黏较爽，自觉大腹热灼。脉数，苔白。温邪挟痰积气湿尚多，恰交三候，势防转变。

川连七分　枳实一钱　杏仁三钱　白蔻花六分　生薏仁五钱　炒红曲三钱　秦艽三钱　川楝子二钱　青蒿三钱　佩兰叶十片

ICU中医的反思（二）：从现代视角解析传统急救医案

另以萝卜三两，茅根一两，海蛇二两，地栗五枚，煎代水。

另制雄精二分，广郁金五分，川贝母一钱，菖蒲二分，夜间灯心汤下。

解析：患者服药1剂疗效显著，神昏转清醒，发热亦稍退，大便畅行。当时体温计还没有普及，热退与否只能凭患者的感觉和医生的诊查经验。咳痰较前爽快，是痰液得以引流而出之佳兆。治疗肺炎，最关键在于痰液引流，痰液引流通畅，不使用抗菌药物也可以痊愈。周小农治疗危重症经验丰富，知道疾病的自然病程不会骤然缩减，病了3周21天，是最容易出现传变导致入营动血的时期。

处方用药在初诊方药的基础上进行了调整：口服汤药之思路与初诊方一致，只是去掉了瓜蒌、大腹皮、莪术等具有导滞通便作用的药物；川连、枳实、川楝子，辛开苦降调畅气机；杏仁、白蔻花、生薏苡仁、炒红曲、佩兰叶，均为化湿宣畅气机之品；秦艽、青蒿既能清湿热，又具有透邪外出、退热作用。煎汤代水的4味药物均是养阴清热化痰之品，地栗即荸荠，海蛇非今日所指的眼镜蛇科动物，据王孟英《随息居饮食谱》："海蛇，一名樗（chū）蒲鱼，即水母也。咸平。清热消痰、行瘀化积，杀虫止痛，开胃润肠。"此处之海蛇一般称"海蜇"，海蜇与荸荠配伍，即著名清热化痰方雪羹。冲服的药物，郁金、菖蒲乃化湿浊以醒神之经典配伍，川贝母化痰、灯心草清心导邪热从小便出，制雄精即雄黄，在清代医家治疗重症感染性疾病常会用到，传统本草记载雄黄有燥湿、杀虫、辟秽、解毒之功，现代药理研究证实其具有抗菌效用，对多种微生物具有抑制作用。

廿四日诊：热发夜半势减，无烦懊昏糊等证，咳痰由多而少，由黏而黄。按脘腹尚痛，自觉攻动矢气。脉数，苔揩微黄。述知昨日曾有微呃，邪积挟痰犹盛。

川连七分　金石斛五钱　厚朴花七分　瓜蒌皮三钱　枳实一钱　射干二钱　新会皮一钱　云苓五钱　瓜瓣一两　青蒿三钱　生薏仁七钱　枯芩二钱　建泻叶六分　枇杷叶七张

冬瓜肉一两五钱，煎代水。

另西月石二分，川贝母二钱，风化硝四分，郁金三分，研末，冲服。

外治方：京三棱、莪术各钱半，白芥子十四粒，研，水调敷脐中。

又炒红曲三钱，芒硝五钱，木香导滞丸四钱，研细，加干面，鸡子白打饼，清晨烘热，敷脐中布扎（此未照用）。

解析：患者的神志已经完全正常，夜间热势减退，均是病情好转的表现。处方用药以针对邪热、痰、湿为主，方中川黄连、射干、枯黄芩清热解毒；瓜蒌皮、枳实、枇杷叶、新会陈皮、瓜瓢（带瓢的鲜冬瓜子）宣降肺气以化痰浊；厚朴花、青蒿、云茯苓、生薏苡仁、建泻叶、煎汤代水之冬瓜肉均为分消湿邪；金石斛养阴扶正。冲服方减去开窍醒神之品，重在化痰浊，西月石即硼砂，性甘、咸、凉，可清热化痰止咳嗽。所拟两则外治方，重在行气、散结、通便。

廿五日诊：痰浊宿积下行甚畅，夜热颇轻，脉象转静，苔犹揩浊，腹犹稍痛。邪积留恋，湿热依附，恐尚有变。

生薏仁五钱 紫菀二钱 冬瓜子二钱 瓜蒌皮三钱 杏仁三钱 郁金三钱 枳实一钱 竹茹一钱 川连五分 青蒿三钱 云苓三钱 金石斛四钱 金沸草三钱 莪术三钱

另半贝丸钱半，先服。

风化硝二分，冲汤。

解析：患者经23日、24日2天用药，大便再次畅行。脉象由原来之数脉变为平和之脉，这是病情平稳的重要判定指标。治疗原则仍同上一诊，只是药物略作调整。原有的冲服药物、煎汤代水药物、外用药物均减停。

廿六日改方：去莪术、枳实、风化硝，加泡射干八分、陈皮一钱、枇杷叶五张。

解析：改方，即医者未再至病家亲自诊治患者，而是由家属至门诊代诉服药后病症变化，在原有处方基础上微调药物。

以病势旋衰，辍药数日。犹因平时肝病，每进戒烟丸，日服多数，并服烟泡等，又转热炽神糊，亲女不识，后事齐备矣。

解析：原本一鼓作气即可病愈，但因停药4天，加之服用鸦片，病情反复。中药治疗感染性疾病，重在调整全身之气机以驱邪外出，故凡是影响全身气机之生活方式均会导致疾病反复，如饮食不慎之食复，劳累之劳复等。现代抗感染治疗直接针对病原体，故一旦感染控制，较少出现反复。从西医视角来看病情反复，即感染仍未控制，病原再次活跃繁殖、毒素再次释放，引起症状。叶天士《温热论》说："其人平素心虚有痰者，外邪一陷，里络就闭。"这位患者发热一反复，便表现为神昏。神昏是病情危重的表现，家属们以为病已无可挽回，故准备好后事。此时再请周小农会诊，可能并非出于治疗的目的，而是出于"决死生"之目的，请医生判断一下是否还有救，如果医生认为无法挽回，就踏实地等待死亡，处理后事。

ICU 中医的反思（二）：从现代视角解析传统急救医案

三十日又延予诊：热届四候，恋而未清。今晨热炽神糊，妄言，口渴，遍发斑疹。脉数左弦，苔转灰黑。温热挟痰，内窜营络，恐其内陷厥阴而致昏痉。

金石斛八钱　鲜沙参八钱　丹皮三钱　鲜生地七钱　鲜薄荷七钱，同打　牛蒡子三钱　银花二钱　绿豆衣七钱　竹茹一钱　竹黄三钱　石膏八分　玉泉散三钱，荷叶包　生蛤壳一两　辰麦冬三钱

外用鲜竹叶三十片，白茅根二两，冬瓜三两，萝卜二两，煎代水。

另万氏牛黄清心丸一粒，犀角尖一分，川贝母五分，研另服。

解析：周小农诊断完认为，疾病由原来的"气分"已经进展为"营络"，邪气仍是温邪+痰+湿。出现"斑疹"和"神昏"即邪热入营络的证据。

冲服的药物"单刀直入"重在醒神，以万氏牛黄清心丸（牛黄、朱砂、黄连、黄芩、栀子、郁金）加犀角尖，清热开窍醒神，川贝母以化热痰协助开窍。万氏牛黄清心丸为明代医家万密斋所创，此药较吴鞠通之安宫牛黄丸使用历史长、使用范围广，价格也便宜，易于市场流通和患者购买。

温病一旦出现热邪入营、入血，首先存在严重的"阴伤"，故大剂量养阴是温病热入营血的基础治疗。周小农所处煎汤代水方中的鲜竹叶、白茅根具有清热泻火、清心安神、养阴之效，鲜萝卜和冬瓜具有养阴、利湿、行气之效；汤药中金石斛、鲜沙参、鲜生地、辰麦冬，均为养阴之品而兼清热之效；牡丹皮、鲜薄荷、牛蒡子、银花、绿豆衣，均为透邪热由营分而出之品，兼透斑疹；竹茹、竹黄、海蛤壳化热痰；生石膏、玉泉散（石膏、甘草）清气分之热，生石膏用量只八分，极小，是因玉泉散中主要成分即生石膏粉；用鲜荷叶包裹药粉入煎剂，是江南医家治疗温热病常用之法，既能避免药粉混悬在汤液中影响服用，又能发挥荷叶清热利湿的效用。

六月初一日诊：斑疹又透，且有汗达，热未复盛，痰干转润。脉数略缓，苔霉减，边布白。津液既生，声低骤亮。热邪由营络泄肌表而透，总期不再波澜，方有生机。

金石斛五钱　鲜沙参六钱　丹皮二钱　鲜生地六钱　鲜薄荷五钱，同打　生白芍五钱　辰麦冬三钱　青蛤散七钱　竹茹一钱　竹黄三钱　淡芩二钱　牛蒡子三钱　玉泉散二钱，荷叶包　连心翘三钱　石菖蒲五分　野蔷薇花一钱

另玳瑁三分，犀角尖八厘，川贝母四分，制雄精二分，研服。

解析：经治疗后患者意识好转，"声低骤亮"即是神志转清之表现，说话吐词都很清晰了。斑疹较前多了些，也有汗了，说明邪气得以外透，发热程度随之减低，

医案七：周小农温病案

脉由数变得稍缓和，所谓"汗出脉静，身凉而安"即此之谓也。痰也变得好吐出来了，舌苔之灰黑也已消退。疗效可谓显著，但救治重症感染经验丰富的周小农非常清楚，一时之效并不足恃，"总期不再波澜，方有生机"。

此诊处方基本延续上一诊，去掉了万氏牛黄清心丸和煎汤代水方，代之以连翘心、石菖蒲、玳瑁、犀角尖以开窍醒神清营凉血。

初二日诊：斑疹尚未尽回，汗略少，热未退，头晕，脘觉不舒，当脐按之作痛，风米略食未舒。脉数较和，苔霉未尽蜕，边较白腻。津液一复，蕴湿痰积又见。古稀难于攻动，恐再变幻。

益元散三钱　丹皮钱半　瓜蒌皮二钱　杏仁三钱　牛蒡二钱　石斛四钱　淡芩钱半　竹茹钱半　竹黄二钱　青蛤散七钱　滁菊钱半　青蒿三钱　白薇二钱　秦艽二钱

另川贝母七分，制雄精二分，石菖蒲一分，娑罗子五分，研冲。

解析：本诊次的亮点在于如何看待症状的不缓解，"热未退"，又见头晕、脘不舒，脐周压痛，周小农认为是"津液一复，蕴湿痰积又见"，5月30日和6月1日，两次诊治，重在养阴清热开窍醒神，此诊则显露出了脾胃痰浊之象，也可以换一种理解方式，是"凉药"的副作用导致痰浊加重。周小农从脐周压痛认为其仍有积滞，只是碍于年高久病，不敢攻下。

"风米略食未舒"，患者随着神志转清，食欲也有所恢复，周小农令其食用风化的大米以充饥，此处之风米又称陈廪米，是古代医家常用的一味药物，一般认为是谷仓里存放时间较旧已经变色的米，但这种米有害而无益，李时珍《本草纲目》"陈廪米""集解"说"廪米北人多用粟，南人多用粳米及籼（xiān）米，并水浸蒸晒为之，亦有火烧过治成者"。因将米煮熟后又晾晒风干，故称"风米"，营养价值已显著降低，古代医家认为这种食物不会加重脾胃之负担。现今市面上流通之"自热米饭"（又称方便米饭），有一种为"脱水干燥型"，即类似于此处之"风米"。

此诊处方重在化痰湿以退热，但仍然不敢使用温药，叶天士有"炉烟虽熄，恐灰中有火"之诫。处方中仅石菖蒲、梭罗子性温可以行气化湿调脾胃；瓜蒌皮、杏仁、牛蒡子、竹茹、竹黄、青蛤散、川贝粉均是比较平和的化痰热药物；益元散、牡丹皮、淡黄芩清热，雄黄解毒；青蒿、白薇、秦艽，透邪退热而兼化湿之功；石斛养阴扶正、菊花针对头晕。

初三日：夜热较炽，觉神识沉迷，脉濡数无力、苔霉黑又满、尚润。中脘大腹

ICU中医的反思（二）：从现代视角解析传统急救医案

按之甚痛。病经四十余日，高年正虚，气积未化，即欲达下，亦属不易，姑拟缓导，兼扶正气。

北沙参三钱　金石斛六钱　辰麦冬钱半　生白芍四钱　甜杏仁三钱　青蒿梗三钱　牛蒡子三钱　辰滑石四钱　竹茹一钱　竹黄钱半　郁金　瓜蒌皮各三钱　枳实六分　石菖蒲五分　白荷花七分

另川贝母五分，伽喃香一分，保赤丹五厘，风化硝四分，共研，另服。

外治用京三棱三钱，莪术三钱，白芥子三钱，萝卜子三钱，陈皮钱半，研末，加白酒糟、葱白头、生姜、鸡子白、面粉打和，烘热。敷脘腹。

解析：患者病情再起波澜，基本回到5月21日周小农初诊时的状态。舌苔发黑，脘腹压痛明显，证明了上一诊判断"积滞"的准确性，如果上一诊因头晕、苔转白腻而多用温燥之药，则后果不堪设想。

本次处方用药重在导滞，因患者高年久病正虚，不耐攻伐，将"导滞"治疗委之于外敷方和冲服方。外敷方中三棱、莪术破血消癥散结止痛；白芥子、莱菔子、陈皮燥烈行气化痰；白酒糟、葱白头、生姜温通行气，且整个脘部腹部均敷盖，以增强导滞力量。冲服方中沉香温通理气、保赤丹（巴豆霜、朱砂、胆星、神曲）、风化硝攻下痰积。内服方药则仍以益气养阴、理气化痰湿为主。北沙参、金石斛、辰麦冬、生白芍益气养阴扶正；甜杏仁、牛蒡子、瓜蒌皮化痰而兼有润下之效；竹茹、竹黄清热化痰；青蒿梗、郁金、枳实、石菖蒲、白荷花行气化湿；辰滑石清热利湿。

初五日诊：前吐出与大解痰浊约有四碗，脘间尚窒闷，腹部灼然，便解之痰积甚秽。述知中虚少运，略有臊味，口干。将近五候，邪薉不清，正虚不克支持为虑。姑再扶助正气，轻涤痰滞。

青盐半夏三钱　化橘红八分　云茯苓四钱　金沸草三钱　杭白芍五钱　生白术三钱　金石斛五钱　北沙参三钱　枳实一钱　制香附二钱　甜杏仁三钱　紫菀三钱　娑罗子五钱

萝卜一两，黄土一两，雪羹汤代水。

另晚服半贝丸钱半，朝吞苦参子去壳三十五粒。

解析：经治疗后大便畅行，但又增加了呕吐症状，吐出物和不成形的粪便称为"痰涎"，既有从胃中呕吐而出的，也有从肺中咯出的。患者发病已经35天，从西医角度来看，一般感染性疾病经历35天，感染病程已接近尾声，应该进入恢复期治疗，注重辅助人体正气恢复。本次治疗重点针对"中虚少运"，方中北沙参、石斛、白芍、生白术、云茯苓益气养阴健脾；半夏、陈皮、枳实、香附、娑罗子化痰理气和胃；黄土，温涩，煎汤代水是为温中以止呕；苦参子即鸦胆子，是热疗休息痢的特效药，已经是针对肠道治疗了。金沸草、甜杏仁、紫菀、半贝丸（生半夏、生川母、姜汁）化肺经痰浊，萝卜、雪羹（海蜇、荸荠）养阴化痰。

初六日诊：脘部室痛，腹热未清，溲少，呕吐痰涎，饮入觉胀。中虚痰浊交阻，余热因此不撤。痰滞已去者甚多，总由土衰不运，无彻底澄清之象，舍半扶半消别无善法。

金沸草三钱　杏仁霜二钱　化橘红八分　云苓五钱　生薏仁三钱　青蒿三钱　紫菀肉二钱　枳实一钱　白芍三钱　北沙参二钱　莪术钱半　娑罗子五钱

炒红曲一钱，风米汤煎药。

另鸡内金五分，瓦楞子五分，半贝丸一钱，白蔻仁二分，公丁香一分，研末，分二服。

解析： 患者仍有发热、呕吐，尿少是因为水饮停滞在胃，不能经由脾肺代谢，下输膀胱。治疗仍以调脾胃为主，用药思路与上一诊接近。在研末吞服的药物中增加了鸡内金、瓦楞子、白蔻仁、公丁香以醒脾开胃助消化。后续的食疗康复也非常关键，风米粥易于消化，半熟的萝卜具有温和的化痰导滞之效，更加之少量保和丸以助运化，避免食积生痰。保和丸的量非常小，每天总共只服用3g，每次只服用1g（图6）。

二剂后，属少食风米粥，半煮萝卜佐食，化其余痰余积。用保和丸一钱，一日分二三次服。渐以告痊。（《周小农医案》）

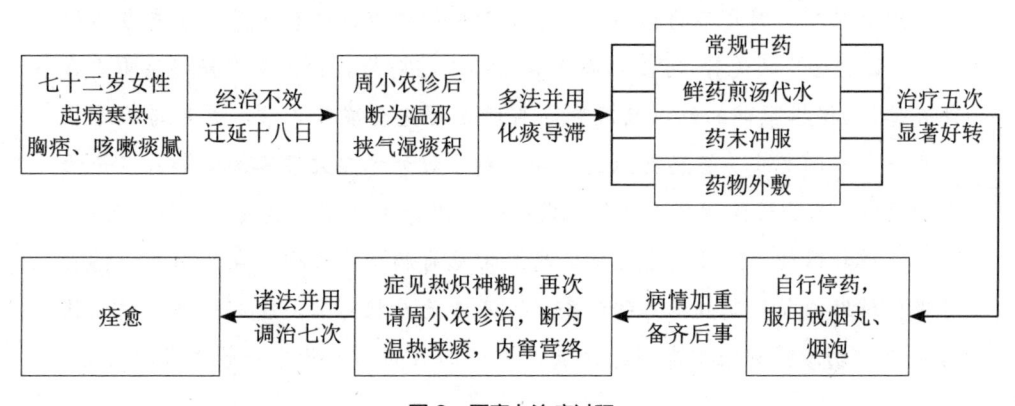

图 6　医案七治病过程

ICU中医的反思（二）：从现代视角解析传统急救医案

小结：从本则医案的症状分析，疾病呈现了如下特点：①病情反复了5周后，突然好转；②病程3~4周时出现了斑疹；③发热、消化系统的不适症状如腹部压痛、食欲差、舌苔腻始终存在，神经系统的谵妄、神昏也伴随存在；④患者26日诊治后病情好转（病程第23天），30日再次复发（病程第30天），符合"（肠）伤寒的复发与再燃"特点。根据这些特点来看，本患者诊断属于"肠伤寒"无疑。肠伤寒为伤寒沙门菌感染而发病，在氯霉素推广应用之后疗效大增，深为中医界所折服。肠伤寒以WBC正常或降低为主，氯霉素具有骨髓抑制作用，不良反应明显，已经较少在临床使用，喹诺酮类（如左氧氟沙星）和头孢类成为首选，疗程为14天。即使有特效的抗菌药物，本病的治疗仍然存在一些难度，如高热、烦躁、腹胀痛便秘、中毒性心肌炎、溶血性尿毒综合征等，均非单纯抗生素所能解决。

周小农治疗本病注重疾病分期，"一候""三候""五候"等描述病程节点的词汇时常出现，这是中医临床家在救治肠伤寒中达成的共识，与西医的认识不谋而合，对于缺乏特效药物的感染性疾病，通过对症治疗待其自愈，是最好的治疗方案。将感染性疾病进行分期一直是中医治疗的传统，如"六经病""卫气营血辨证""三焦辨证"，均或多或少地反映了分期思想，至今应对传染病如登革热、流感、COVID-19，国家所颁布的中医方案均体现了分期思想，分期是从时间层面更准确地把握疾病的病势，拟定更准确的治疗方案，获取最佳的疗效。这在ICU全身性的危重症救治中，是非常值得借鉴的。

周小农在这例复杂的肠伤寒患者治疗中的诊查方法和用药方法充分体现了"辨证施治"的优势，可以拓展于其他的重症感染。如周小农始终注重"腹部查体"，根据腹部的切诊情况判断胃肠是否完全恢复正常，并且与舌诊相互参照，以制定改善胃肠功能的方药。对于腹部疼痛大便不畅，如果只是西医的思维，只会设法灌肠以通便，或在西医思维主导下贸然使用大黄、芒硝、枳实、厚朴通便。ICU的重症感染患者常见胃肠功能障碍，在使用气管插管呼吸机辅助通气、镇静治疗的状态下，患者无症状可言，腹部胀满疼痛症状若不通过切诊腹部很难发现，输液、未经加温的肠内营养液等"寒凉之品"

很容易化生痰饮，使古代常见典型的阳明腑实证变得扑朔迷离，当我们参考周小农的诊查方法，在中医思维主导下进行腹部切诊，再验之于舌，很容易对接上前文所引用的叶天士《温热论》经验，从而将刻下 ICU 患者的"胃肠功能障碍"细分出很多层次，对于需要涤痰的则应使用小陷胸汤加减，方药对证后所获取的疗效，则不仅是"胃肠功能障碍"得到了改善，而是会因"胃肠功能障碍"这一环节被撬动引起全身好转的"连锁反应"。

"多途径给药"也是重症患者救治的特点，古代医家也在朝着这方面努力，周小农在本病治疗中通过外敷、散剂冲服等方法提升疗效，值得我们借鉴。在当今 ICU 有诸多先进之脏器支持设备，患者病情垂危，都忙于将各种高级的支持治疗不断做加法，却忽视了中医外治法之优势，以笔者之诊疗体会，外治法在 ICU 不可偏废。笔者早年在友谊医院 ICU 学习时，科室流传一种针对重症急性胰腺炎之外治法，由该院感染科早年所用之外敷法借鉴而来，取蛋清调和如意金黄散、活血止痛散等，并加麝香少许，均匀薄敷满腹，再用牙签将保鲜膜刺上密孔，覆盖于药物之上。此法对于止痛、保持腑气通畅疗效可靠。笔者 ICU 对于腹部大手术后胃肠水肿、腹部胀满，予以布袋装满芒硝平覆于腹部，外以腹带固定，对于消水肿促进胃肠恢复有效。临床医家不分时代，都会为了提升疗效而拓展治疗方法，当输液技术刚刚传入中国时，一些开明的中医临床家就开始使用输液疗法达到"生津"作用以提升临床疗效，如余无言医案中经常会用到输液疗法。而我们现在西医已经用得非常顺手了，更应该回头再继承发扬一些传统的中医治疗方法，将之有机融入当今 ICU 临床。

医案八：孔伯华温病案

【医案背景】

此则医案由孔伯华诊治，孔氏为北京四大名医之一，善治温热病（重症感染性疾病）。孔氏年方弱冠即弃举子业，从此由官宦之家转型为医学世家，至今传承不衰。孔氏临证之余与萧龙友等共创北平国医学院，为中医培养了大量人才。孔氏晚年受建设新中国医药卫生事业感召，常不顾病体夜阑执笔，惜撰述《时斋医话》未竟即卧病不起，后由政府组织，孔氏门人屠金城等执笔整理成《孔伯华医集》问世，孔氏医学经验思想赖此流传，惜其所治危重大症医案收录较少。近年由孔氏再传弟子，广搜民间散落之孔伯华处方整理而成《孔伯华医案存真》，所收录脉案未加修饰、未写按语，原貌呈现孔氏繁忙出诊诊治危重症之际，匆匆写就之脉案，吉光片羽，弥足珍贵。此案患者为60岁女性，住在北河沿（即现在的故宫东侧，原有御河，故称"河沿"），于农历五月廿九（一般为公历的六七月）请孔伯华出诊治疗，具体年份不详。

【医案分类和质量分级】

本则医案因为疾病迁延而至危重症，医案的记录形式为门诊病案的原始呈现，就诊日期、药物及剂量记载清晰，故其质量级别归为1a级。

【医案正文及解析】

罗老太太，北河沿。

初诊，五月廿九日：年适六旬，体质尚强，肝郁动热，饮食失调，初病时感，治未得当，中西医迁延既久，阴液亏而萎软盛，清窍闭塞，思冷，口渴，大便自利，六脉洪弦有力两关尤盛。亟宜清疏以畅表里，急下存阴液而待肠胃之运化，滋育阴津以御萎软，芳香通窍以防神迷。

生石膏一两，研，先煎　生石决明六钱，研，先煎　胆草一钱半　生地榆三钱　鲜石斛五钱，先煎　肥玉竹三钱　川连三钱　地骨皮三钱　鲜苇根一两　肥知母三钱　川椒三钱　熟军炭六分　九节菖蒲根四钱　焦栀子三钱　茵陈一钱半，水炒　旋覆花　代赭石各一钱半，布包　川草薢四钱　鲜茅根一两　局方至宝丹一粒，研和半粒

解析：患者发病日久，推测当在1~2周，从"清窍闭塞""防神迷"来看，患

者存在意识改变。结合后续诊次，患者以腹泻为主要症状，从现代 ICU 角度来看，患者的感染病灶在于肠道，很有可能是痢疾一类的肠道感染而引起意识改变，按照《中医古代脓毒症医案筛选标准专家共识》，已达到了脓毒症的诊断标准，属于重症患者。

五月廿九初诊病情较重，孔伯华分析病机是"肝有郁热扰动心包"（六脉洪弦和神志异常是做出判断的关键）、"胃肠滞热不运""阴液不足"3个方面，采用多法并用复方施治。治法有"清疏以畅表里""急下存阴液而待肠胃之运化""滋育阴津""芳香通窍"4个方面。从词义来看，治法和病机不能完美吻合，但这个瑕疵是可以接受的，因其出诊繁忙书写脉案不可能尽善尽美，所以有词不达意之处，比如"滋育阴津以御萎软"，后学者很难揣摩所指何意。试阐述如下。

1. "清疏以畅表里"联合"芳香通窍"实针对"肝有郁热扰动心包"：外感病治疗要注意给邪以出路，"清疏以畅表里"即是为了指出，清热时要注重疏表，给邪气以出路，因肝热已经扰动了心包，所以加入芳香通窍以防止昏迷。

生石膏、鲜苇根、鲜茅根用量均为30g，焦栀子、地骨皮均为9g，清热兼有透表作用；胆草4.5g、川连和肥知母均为9g，3味苦寒直折热邪；平肝潜阳的石决明是九诊中均使用的药物，体现了治疗肝热要注重潜镇的用药特点；九节菖蒲根和至宝丹，芳香开窍预防昏迷。上述10味药物和1种中成药构成了初诊处方的核心部分。

2. 急下存阴液而待肠胃之运化：熟军炭（熟大黄炭）是体现此治法的关键，用量仅1.8g，因患者以下利为主要症状，高龄且久病，使用须慎重，为了稳妥起见还配合了具有温中止痢作用的川椒9g。生地榆具有止痢作用，旋覆花、代赭石是孔伯华治疗外感病使用频率较高药对，针对胃肠不运而用，川萆薢化湿导浊利尿，传统中医认为利小便有利于治疗下利。

3. 滋育阴津：用药仅鲜石斛和肥玉竹2味，因此时邪热尚盛，下利、胃肠不运，过多使用养阴药并不能吸收，反而加重症状。

复诊，六月一日：晋前方症象均转，肝胆之邪仍盛，阳明已较昨日为轻，口思冷之象已减，舌苔退而润泽，但未尽退，心包络尚为肝邪而扰，神迷而寐不能久，乱梦仍多，大便热结旁流，脉仍洪数，以伤阴太过也，依前方增减之。

生石膏一两，研，先煎　生石决明六钱，研，先煎　小川连一钱半　鲜石斛六钱　鲜苇根一

ICU中医的反思（二）：从现代视角解析传统急救医案

两　龙胆草一钱半　生地榆三钱　生鳖甲一钱半，先煎　地骨皮三钱　莲子心二钱　生知柏各三钱　鲜九节菖蒲根四钱　磁珠粉一钱半，先煎　生滑石块四钱

解析：阳明有热的表现是大热、大渴、大汗出、脉洪大，患者服药后口渴已好转，故云"阳明已较昨日为轻"。舌苔退，是胃肠之滞有好转，故去掉旋覆花、代赭石、川草薢；没有出现昏迷，暂去至宝丹，加入莲子心清心开窍；可以入睡但多梦，加入生鳖甲、磁珠粉滋阴潜阳安神；加入滑石块可以止痢、导热从小便出。

复诊，六月五日：大肠滞热已渐下，心络肝胆邪热尚盛，入夜烦躁不能安寐，昼间神志尚迷，脉象仍大，舌苔退而未净，肠中余热滞未清，再依前方增减。

生石膏四钱，研，先煎　小生地三钱　鲜茅根一两　豨莶草三钱　鲜石斛八钱，先煎　玄参心四钱，朱拌　小川连二钱　带心麦门冬三钱　生石决明八钱，研，先煎　柏子霜二钱　桑寄生五钱　地骨皮三钱　川郁金一钱半　生知柏各三钱　莲子心二钱　橘核三钱　首乌藤一两二钱　谷稻芽各三钱，炒焦　川草薢四钱　磁珠粉三钱，先煎　鸡内金三钱，煨　藕一两　局方至宝丹半粒

解析：六月初二、初三、初四的脉案似缺失，对于其间变化无从得知。从"大肠滞热已渐下"可推知，患者下利脓血症状改善，突出症状是睡眠不安、神识仍未全清，故在六月初一方基础上，加入朱砂拌玄参心、带心麦门冬、小生地、首乌藤、柏子霜，以养阴清心、养血安神，又加回了局方至宝丹。加入豨莶草、桑寄生是促进肢体萎软无力的恢复。

复诊，六月六日：病退太缓，交申刻热生，夜不能安，午前较佳，阴分虚象不转，邪阳仍不敛，舌苔已退而气不复，小溲仍不畅，膀胱气化极差，思食酸冷，呕逆不除，阴虚胃热之征也，脉稍缓仍数，再为变通治法。

生牡蛎四钱，布包，先煎　生石决明八钱，研，先煎　生栀子三钱　豨莶草四钱　生龙齿三钱，布包，先煎　小生地三钱　生知柏各三钱　生石膏四钱，研，先煎　玄参心三钱，朱拌　桑寄生五钱　地骨皮三钱　首乌藤一两半　莲子心二钱　生川牛膝三钱　真血珀二钱，布包　竹茹五钱　藕一两　安宫牛黄丸一粒，和入一半

解析：患者痢疾症状既然改善，那么痢疾导致的"菌毒"症状如发热、意识障碍、小便灼热涩痛等应该迅速改善，但患者并没有沿着这个方向好转，疾病仍在僵持状态。孔伯华分析病机为"阴虚不转，邪阳不敛"，处方中生牡蛎、生石决明、生龙齿、生石膏、真血珀为潜降阳气之品；生栀子、生知柏、地骨皮、莲子心、竹茹、

安宫牛黄丸为清热之品；小生地、玄参心、首乌藤、藕为养阴血生津之品；川牛膝、桑寄生、豨莶草治疗肢体萎软，川牛膝尚兼有引火下行之效。

复诊，六月七日：昨夜始得安寐，脉息稍呈缓和，大肠中仍有结粪，阴虚血燥之象当可转，舌苔已退将清楚，第胃气未复，当不欲纳物，再依前方增减。

生牡蛎六钱，布包，先煎　生鳖甲一钱半，先煎　玄参心四钱　桑寄生五钱　生龙齿四钱，布包，先煎　生石决明八钱，研，先煎　生栀子三钱　威灵仙三钱　生石膏五钱，研，先煎　小生地四钱　小川连二钱　生知柏各三钱　首乌藤一两　川牛膝三钱　鲜竹茹六钱　真血珀二钱，布包　谷稻芽各三钱，炒焦　广藿梗三钱　藕一两　川草薢四钱　生滑石块四钱　安宫牛黄丸一粒，和入半粒

解析：经治患者睡眠好转，睡眠即是养神的最好方式。粪便中已有成形之便，说明下利在继续好转，无下利之耗伤，则阴血易于恢复。此诊治疗加入了广藿梗、谷稻芽促进胃肠恢复之品，川草薢、生滑石块利尿导热自小便而出。

复诊，六月八日：昨夜睡又较差，神志虚迷，饮冷太过则大便次数亦多，稀粪中仍带有滞物，发热已尽退，胃纳仍不能复，脉仍较常人为盛数，舌苔已薄，再予滋化和中，以冀胃气之恢复。

生牡蛎八钱，布包，先煎　生石膏五钱，研，先煎　玄参心三钱，秋石水浸　焦枣仁三钱，炒香研　生龙齿六钱，布包，先煎　生鳖甲一钱半，先煎　生栀子三钱　炒远志一钱　生石决明八钱，研，先煎　大生地三钱，砂仁拌　桑寄生五钱　威灵仙三钱　首乌藤一两半　川草薢四钱　橘核三钱，乌药一钱同炒　陈大米钱，炒焦　广藿梗三钱　谷稻芽各三钱，炒焦　真血珀二钱，布包　黄土汤一两，煎　藕一两　磁珠粉一钱半，先煎

解析：患者病情又稍有反复，因脾胃尚弱，饮冷之后下利又加重了。此次处方用药加入橘核、乌药、炒焦陈大米、广藿梗、黄土汤以温运脾胃化饮邪，减去了知母、黄柏、川连、竹茹、滑石、石斛等寒凉之品。安神治疗方面加入了焦枣仁、炒远志。

复诊，六月九日：昨夜因滞下不畅未得安睡，未免寒袭，表里失畅，晨间有微烧，午后转安，阴分稍复而脘痛、多痰、烦躁等象未减，再加减前方。

生牡蛎八钱，布包，先煎　生鳖甲一钱半，先煎　旋覆花　代赭石各二钱，布包　生紫菀四钱　生龙齿六钱，布包，先煎　鲜苇根一两　生栀子三钱　台乌药三钱　生石决明八钱，研，先煎　鲜竹茹一两　桑寄生五钱　威灵仙三钱　首乌藤一两半　谷稻芽各三钱，炒焦　盐知柏各三钱　真血

ICU 中医的反思（二）：从现代视角解析传统急救医案

珀二钱，布包　广藿梗三钱　盐橘核四钱　仙露半夏一钱半　陈大米三钱，炒　生川牛膝三钱　藕一两　黄土汤一两，煎　小川连一钱

解析：患者病情反复，又见发热、脘痛、多痰，故再次加回清热之品如知母、黄柏、鲜芦根、竹茹、小川连；加旋覆花、代赭石理胃中滞痛；加紫菀治痰。"昨夜因滞下不畅未得安睡，未免寒袭"，是因那时厕所均为户外的传统厕所，夜间如厕易受寒，处方中之桑寄生、威灵仙、首乌藤、广藿梗均有一定的散寒解表作用，故不再专加散寒之品。

复诊，六月十日：脉象依然数大有力，神短迷离，虚象仍盛，大便次数仍多，不思纳物，思冷呕逆皆减，口仍干涩，舌苔净润，宗气较差，再予清滋益气，并升清阳以固大肠。

生牡蛎八钱，布包，先煎　生龙齿六钱，布包，先煎　鲜石斛四钱，先煎　鸡内金三钱，煨　带心麦门冬三钱　生石决明八钱，研，先煎　炙升麻半分　益智仁三钱，盐水炒　诃子肉三钱　生鳖甲一钱半，先煎　川柴胡一分　桑寄生五钱　谷稻芽三钱，炒焦　首乌藤一两半　盐知柏各三钱　川牛膝三钱　陈大米三钱，炒　鲜九节菖蒲根三钱　焦栀子三钱　仙露半夏二钱半　真血珀二钱，布包　黄土汤一两，煎　鲜竹茹一两　鲜荷叶一个　鲜藕一两

解析：病情之反复仍未得到控制，此诊重点针对下利不愈，加入升阳之升麻、柴胡、鲜荷叶；加入收涩止利之益智仁、诃子肉。服用后患者病情终于得到控制，夜间可以安睡，小便量多。6月11日再次加入木香温散止利，加入金匮肾气丸以温肾恢复气化（图7）。

复诊，六月十一日：晋昨方，夜间颇得安寐，小溲亦多，午后又复滑数，心尚觉不适，呕逆未除，膀胱仍不能化，肝胆之邪热尚盛，舌苔已退清楚而色尚紫，阴分虚热未已，脉息为前，再为变通前方。

生龙齿六钱，布包，先煎　生牡蛎八钱，布包，先煎　鲜石斛五钱，先煎　鸡内金三钱，煨　诃子肉三钱，川连五分泡水炒　生石决明八钱，研，先煎　炙升麻一分　益智仁三钱，盐水炒　谷稻芽各三钱，炒焦　生鳖甲一钱半，先煎　川柴胡二分　桑寄生五钱　广木香四分，煨　鲜九节菖蒲根四钱　首乌藤一两半　盐知柏各三钱　川牛膝三钱　焦栀子三钱　鲜竹茹一两　仙露半夏二钱半　陈大米三钱，炒　鲜荷叶一个　藕一两　真血珀二钱，布包　玄参三钱，秋石水浸　金匮肾气丸四分，布包，先煎

医案八：孔伯华温病案

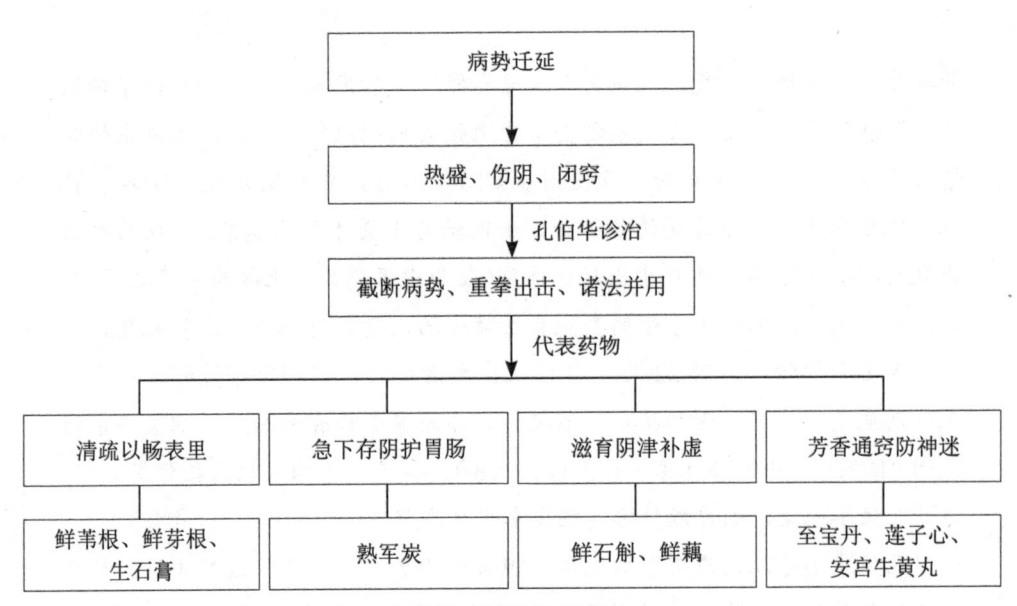

```
                    ┌─────────────┐
                    │   病势迁延   │
                    └──────┬──────┘
                           ↓
                    ┌─────────────┐
                    │ 热盛、伤阴、闭窍 │
                    └──────┬──────┘
                           │ 孔伯华诊治
                           ↓
              ┌──────────────────────────┐
              │ 截断病势、重拳出击、诸法并用 │
              └──────────────┬───────────┘
                           │ 代表药物
      ┌───────────┬────────┴────────┬───────────┐
      ↓           ↓                 ↓           ↓
┌──────────┐ ┌──────────────┐ ┌──────────┐ ┌──────────────┐
│ 清疏以畅表里 │ │ 急下存阴护胃肠 │ │ 滋育阴津补虚 │ │ 芳香通窍防神迷 │
└─────┬────┘ └──────┬───────┘ └─────┬────┘ └──────┬───────┘
      ↓             ↓               ↓             ↓
┌──────────┐   ┌────────┐     ┌──────────┐   ┌──────────────┐
│鲜苇根、鲜芽根、│   │ 熟军炭 │     │鲜石斛、鲜藕│   │至宝丹、莲子心、│
│   生石膏   │   │        │     │          │   │  安宫牛黄丸  │
└──────────┘   └────────┘     └──────────┘   └──────────────┘
```

图 7　医案八治病过程

小结：此则医案罗姓老太太所患为"痢疾"，经中西医治疗，迁延 1~2 周仍不愈，表现为下利可见脓血（即脉案中所述之"滞物"）、神识欠清、发热、舌苔垢腻、小便不畅。从现代 ICU 角度来看，患者主要问题是血容量不足、电解质紊乱、酸碱失衡（正气虚弱），其次才是痢疾的菌毒症状，如发热、神识欠清等（邪气炽盛）。治疗只需补液、补充电解质、使用敏感的抗菌药如喹诺酮类抗生素，全身状态就会快速好转，一般 1 周即可明显好转，进入恢复期，且治疗好转后不容易出现反复。痢疾的轻重程度差异巨大，稍微重一些的痢疾，在古代常会引起死亡，因古代没有先进的补液支持治疗技术，也缺乏特效的抗菌药物。痢疾一旦引起休克，治疗非常棘手，患者胃肠功能障碍无法摄入充足的水分和营养，一碗汤药既要肩负补液的使命，又要肩负清热解毒的使命，治疗手段非常有限。中毒休克性的痢疾在今日 ICU 治疗也颇费周章，笔者在 ICU 曾收治本院某 80 岁高龄退休干部，发热 3 天继而神昏，每天大便次数并不太多（10 次以内），便中监测到其 WBC 数仅 80，但其收入院抗感染补液治疗数小时后，病情迅速进展出现休克，立即转入 ICU 予气

ICU 中医的反思（二）：从现代视角解析传统急救医案

管插管呼吸机辅助通气，抗菌药升级至泰能（注射用亚胺培南西司他丁钠），放置深静脉导管，使用大剂量之去甲肾上腺素仍难以维持血压，因急剧的病情进展合并了急性肾衰竭，故使用了 CRRT 治疗，中药则以大剂量人参扶正，配合水牛角、苓连等清热凉血，如此治疗 1 周才脱离危象，3 周后才转出 ICU。再如 1938 年重庆中医救护医院（此为中医急救史上颇为知名之医院）收治一例痢疾，国医圣手张简斋先生主持诊治，先后有胡书城、胡光慈、邹云翔等名家诊治，历时 22 天，24 诊次，患者死亡，回顾整个过程，患者并无特别危急之症状，下利脓血既不峻猛，亦无显著神昏和厥脱，但最终未能挽回（医案载《中医临床家·黄坚白》一书）。有了这些痢疾救治之背景知识，再读孔伯华此案，则更能领略其临床水平之高超。

孔伯华治疗此则患者取效迅速，但又经历了邪热复发，过程曲折。整个治疗过程体现了孔伯华先生临证始终关注患者整体状态，而不囿于"痢疾"二字。笔者在对每诊次的解释中，已经解析了孔伯华先生的用药思路，但为了更全面更整体地把握孔伯华先生随病机进退灵活用药的特点，再综合九诊脉案，整理出如下的用药规律。

1. 由"脉象弦洪"断为肝热，清肝热贯穿始终，一二诊使用龙胆草直折肝热，平肝潜阳的石决明则贯穿了九诊次，清热泻火的知母（仅第六诊未用）、黄柏（仅第一、六诊未用）、栀子（仅第二、三诊未用），也基本贯穿了始终。

2. 因意识欠清前五诊均使用了清心开窍的药物，一诊至宝丹、二诊莲子心、三诊至宝丹和莲子心、四诊安宫牛黄丸和莲子心、五诊安宫牛黄丸，此后随着肝热渐退，改予安神之品治疗神志，四至九诊使用了首乌藤、生龙齿、生牡蛎、真血珀。

3. 患者 6 月 8 日发热全退，此前六诊均使用了生石膏，前四诊使用了地骨皮，这些是具有明确退热作用的药物，6 月 8 日之后即未再使用。

4. 养胃生津的治疗贯穿始终，体现在一至三诊、八诊、九诊之鲜石斛，以及三至六诊、八诊、九诊之鲜藕。

5. 随着痢疾症状的缓解开始注重芳香醒脾胃治疗，体现在三至九诊陆续使用了谷稻芽（三诊、五至九诊）、陈大米（六至九诊）、广藿梗（五至七诊）、黄土汤（六至八诊）、仙露半夏（七至九诊）。

为了便于读者对比体会孔伯华先生各诊次用药变化情况，现将历次用药整理列表如下，见表2。

表2 孔伯华历次处方用药

	五月廿九	六月初一	六月初五	六月初六	六月初七	六月初八	六月初九	六月初十	六月十一	用药频次
生石决明	√	√	√	√	√	√	√	√	√	9
肥知母	√	√	√	√	√		√	√	√	8
黄柏		√	√	√	√	√	√		√	7
栀子	√			√	√	√	√	√	√	7
首乌藤				√	√	√	√	√	√	7
生石膏	√	√	√	√	√	√				6
桑寄生				√	√	√	√	√	√	7
谷稻芽炒焦			√							
生牡蛎				√	√	√	√	√	√	6
生龙齿				√	√	√	√	√	√	6
真血珀				√	√	√	√	√	√	6
藕			√	√	√	√		√	√	6
鲜石斛	√	√	√					√	√	5
川连	√	√	√		√		√			5
玄参心朱拌			√	√	√	√		√		5
生川牛膝				√	√		√	√	√	5
竹茹				√	√	√	√	√		5
地骨皮	√	√	√	√						4
鲜菖蒲根	√	√						√	√	4
生鳖甲		√			√	√	√	√	√	6
川草薢	√									4
生地				√	√				√	4
陈大米						√	√	√	√	4

059

(续表)

	五月廿九	六月初一	六月初五	六月初六	六月初七	六月初八	六月初九	六月初十	六月十一	用药频次
鲜苇根	√	√					√			3
莲子心		√	√	√						3
磁珠粉		√	√			√				3
生滑石块		√			√					2
橘核			√			√	√			3
鸡内金			√					√	√	3
威灵仙				√	√	√				3
广藿梗				√	√	√				3
黄土汤						√	√	√		3
仙露半夏						√	√	√		3
龙胆草	√	√								2
生地榆	√	√								2
旋覆花	√						√			2
代赭石	√						√			2
鲜茅根	√		√							2
至宝丹	√		√							2
豨莶草			√	√						2
带心麦门冬			√					√		2
柏子霜				√	√					2
安宫牛黄丸				√	√					2
乌药							√			1
炙升麻								√	√	2
益智仁								√	√	2
诃子肉								√	√	2
川柴胡								√	√	2
鲜荷叶								√	√	2
肥玉竹	√									1

(续表)

	五月廿九	六月初一	六月初五	六月初六	六月初七	六月初八	六月初九	六月初十	六月十一	用药频次
川椒	√									1
熟军炭	√									1
川郁金			√							1
焦枣仁						√				1
炒远志						√				1
生紫菀							√			1
广木香									√	1
金匮肾气丸									√	1

医案九：沈绍九外感温邪误治案

【医案背景】

本则医案由沈绍九诊治，患者年龄和具体就诊日期不详，只知就诊季节在春季。沈绍九（1865—1936年），名汀，医术精湛，热心于公共卫生事业，1905年沈绍九约集同仁并出巨资，在成都顺城街安乐寺设立成都首家送医送药的医馆，诸多名医定时义诊，每年可提供免费医疗万余人次，连续举办达30年之久。因其对医疗贡献巨大，时人推崇为成都医界首席，与张子初、陆景庭、顾燮卿共称"四大名医"。沈绍九一生忙于诊务，无暇著述，其弟子曾整理其教学语录及少许医案刊行为《沈绍九医话》，近年又新发现由其他弟子整理保存之语录及医案，经合订重编为《沈绍九医案医话类编》，始能较为全面地反映沈绍九的临证风貌。

【医案分类和质量分级】

这则医案从发病形式来看，属于经误治后加重转危进展为脓毒症。医案的记录形式完整，故其质量级别归为1a级。

【医案正文及解析】

皮某，系下元素亏之体质，春天偶感温邪，头痛发热，口渴，微恶寒，因服附片、细辛等辛热之药，误发少阴之汗，病势增重。诊视时，神识昏迷，高热，舌绛而干，两脉虚数。乃温病热炽伤阴之象，先用甘寒养阴之剂。

沙参一两 玄参五钱 石斛六钱 玉竹五钱 竹茹五钱 白芍四钱 鲜藕二两 甘草二钱 海蜇皮二两 荸荠一两 夜交藤五钱

解析：脉案重点记述了患者的起病症状、误治经过、刻下症状。如果没有经过附片、细辛等辛热药物的误治伤阴，尚不至于快速进展到"神识昏迷"的程度。也就是说，病邪尚不至于严重到引起"神识昏迷"，而是因伤阴之后，阴津不足，热邪才陷入心包导致昏迷。患者的舌象绛红而干是非常典型的阴伤，脉虚数而非有力之数脉提示主要矛盾在于正气虚弱，而非邪气炽盛，治疗的关键点在于养阴。

处方中有11味药物：沙参、玄参、石斛、玉竹、白芍均是养阴而不滋腻之品；鲜藕、海蜇皮、荸荠是药食同源之品，鲜藕和荸荠属于鲜药，均是良好的养阴之品，海蜇和荸荠尚有化痰散结的祛邪作用；竹茹清热泻火化痰，可以祛邪，夜交藤养血安神，同时有祛风通络之效，可以起到透邪作用；甘草缓和诸药。综观处方用药，特色鲜明。

二诊：仍高烧昏迷，舌绛液干，脉虚数。

洋参须五钱　玉竹五钱　生地四钱　朱茯苓三钱　金钗石斛四钱　枸杞四钱　墨旱莲五钱　白芍四钱　沙参五钱　鲜藕二两　谷芽五钱　甘草二钱

解析：服药1剂，病情无变化。但病症未变，治法亦不用变，仍是养阴。具体用药有所调整，仍然使用初诊的沙参、石斛、玉竹、白芍、鲜藕养阴，但加入了西洋参须以益气养阴，加入了生地、枸杞子、墨旱莲三味补肾阴。谷芽生发胃气，朱茯苓是朱砂拌过的茯苓，有安神作用。

三诊：烧热大减，已能识人，舌亦转润，微赤，两脉微数无力，五日未解大便。

洋参须八钱　白术三钱　茯苓三钱　菟丝子五钱　枸杞五钱　秦当归三钱　淡苁蓉三钱　牡蛎五钱　蔻壳三钱　谷芽五钱

解析：经2次治疗，热退神清，一般来说温病舌质红绛而干，经2天治疗只会稍微好转，但这位患者已经变为舌润、微赤，这是阳虚之象显露的征兆，与其"下元素亏"有关，此诊即以益气健脾填精润下为主。西洋参须、白术、茯苓即四君子汤之义；菟丝子、枸杞、当归、肉苁蓉均为填精之品，还有通便作用；牡蛎可以潜镇敛阴，防止虚火上炎；白豆蔻壳、谷芽芳香化浊醒脾胃，因此类患者热邪一退舌上便会出现腻苔。

重症感染患者发热为突出症状，所发之热何来？来自于原本应温煦人体之"少火""阳气"，故发热时虽然伤阴最为突出，但阳气亦在暗自损耗，只是古代抗感染祛除病邪缺乏特效手段，治疗过程中常见发热反复，使用偏温的药物顾虑重重。但若能准确把握舌脉所显露的"阳虚"端倪，早期有意识地保护阳气，是有望实现缩短病程的。祝味菊等善用温药的医家，能缩短温热病疗程，原理就在于此。现代ICU治疗此类患者，抗感染、补液丰富多样，对于显露阳虚端倪者可及早考虑加入温药保护阳气，不会再如古代医生那样有太多顾虑。笔者ICU曾收治一位红皮病菌血症患者，血培养非常明确是金黄色葡萄球菌，使用最恰当的抗菌药万古霉素数日，病情却持续进展而收入ICU，患者腠理多裂，可见血痕，身痛恶寒，高热不退，导师刘清泉教授处以大剂量五神汤，笔者值班时将处方2剂当夜喂下，第2天体温降至正常，舌红退去大半，治疗3天之后舌现淡紫之象，肤色亦明显暗下来，导师一转而予温阳散风通络之品如附子、黄芪、羌活之类，前后治疗1

ICU 中医的反思（二）：从现代视角解析传统急救医案

周患者即转出了 ICU。对于大剂量清热与温阳之间的快速转换，思索良久方解困惑，那就是重症感染高热患者之"热"由"少火""阳气"所化生，沈绍九先生热未全退之时便加入温润肾阳之品，实是参透病理先病而治的神来之笔。

四诊：前方服二剂，热已全退，神识清楚，舌润，大便亦通，惟两尺脉无力。

洋参须一钱 白术三钱 茯神四钱 补骨脂五钱 秦当归三钱 淫羊藿五钱 砂仁三钱 菟丝子五钱 桂心一钱五分 炙甘草一钱五分

解析：病症和处方与三诊基本一致，患者热已经全退了，此诊处方温阳之力度更大，大便已通，故不再使用肉苁蓉，改用补骨脂、淫羊藿，加入桂心温补肾阳。芳香化浊醒胃治疗仍然继续，只是换成了作用更强的砂仁。

五诊：新感外邪，头昏畏冷，舌苔白滑，脉象缓和，正虚邪少，以补正托邪。

洋参须一钱五分 白术三钱 茯神三钱 桂心一钱五分 明天麻三钱 防风三钱 砂仁一钱五分 秦当归三钱 炒白芍四钱 淫羊藿四钱 杜仲五钱 炙甘草一钱

解析："新感外邪"是古代中医的认识，从现代 ICU 角度来看，其实就是患者的感染再次反复。两种认识，哪种更先进呢？我认为中医的认识更先进。从"新感外邪"立论，只需稍稍透解邪气即可解决问题；而从"感染反复"立论，会使医生怀疑目前的抗感染药物是否合适，是否需要升级，是否需要多种药物联用，很容易陷入过度治疗，而过度治疗的弊端是非常明显的，随之而来的菌群失调、二重感染，会使疾病变得更为复杂。五诊时只在四诊处方基础上略作调整，增加明天麻、防风以疏风解外邪，治疗头昏痛。

六诊：昨日因感冒发寒热，出战汗二次，乃邪气外达之候，嘱服独参汤以助正气。病人两脉微数，尺部重按尚有力，舌苔薄白，中心较厚，食差，中焦运化有呆滞之象，当重胃气，用药不宜过补，饮食宜进甘淡养胃之物，忌食滋腻之品。

洋参须一钱五分 防风三钱 南藿香三钱 淫羊藿三钱 蔻壳三钱 菟丝子三钱 竹茹三钱 明天麻三钱 夜交藤四钱 枸杞三钱 生谷芽五钱 白芍三钱 甘草一钱五分

解析：患者服用了疏风解外邪的药物，出现 2 次战汗，仍然有怕冷发热症状，临时加用人参汤，大补元气。六诊时患者仍有发热恶寒症状，是感染还未完全得到控制。舌苔显示出白腻，舌头中部尤其明显，代表胃气还未恢复，不能及时运化水谷精微，这是感染患者常见的变化过程，在本书"伏暑下利危症"案例中已有解说。沈绍九及时调整方案,"当重胃气,用药不宜过补",方中有防风疏散外邪、升脾胃阳气,有南藿香、白豆蔻壳、生谷芽芳香化湿浊醒脾胃。

七诊:大病将愈之时,忽因感冒复病,寒热往来,拟主和解透邪。

洋参须三钱　南藿香三钱　黄芩二钱　银柴胡二钱　竹茹三钱　半夏曲二钱　炒白芍三钱　厚朴一钱五分　生谷芽五钱　防风三钱　橘红一钱五分　生甘草一钱

此方服后,寒热退尽,惟形体较弱,以培补之剂调理而愈。

解析:患者寒热症状仍未完全缓解,这是因"感冒"诱使原有疾病复发,从和解透邪治疗,处方从小柴胡汤化裁,小柴胡汤正是针对"血弱气尽,腠理开,邪气因入,与正气相搏,结于胁下。正邪相争,往来寒热,休作有时,默默不欲饮食"的状态。沈绍九的处方中有银柴胡、黄芩、半夏曲、洋参须、生甘草,此即小柴胡汤中的主要药物,银柴胡较柴胡更适宜于虚热,半夏曲较半夏消食宽中和胃的作用更好;南藿香、厚朴、橘红、生谷芽均为芳香理气调胃之品。全方以和解透邪、和胃为主,促进患者脾胃运化,正气来复(图8)。

伯渊按:纵观此病例,辨证用药之要点有二:①初病时高烧昏迷,舌绛而干,未按照温邪入营,热入心包例,用清营汤、安宫牛黄丸等治疗;②温病热退后,一般约用养阴生液之剂调理善后,而此病则以温补脾肾为主。由此可见,同一疾病,由于体质不同,用药的差异是很大的。(《沈绍九医话》)

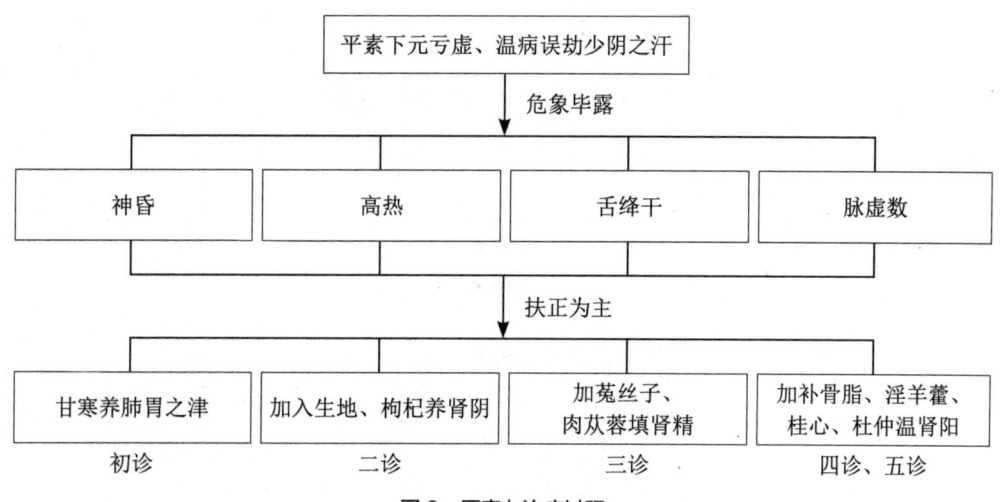

图8　医案九治病过程

ICU中医的反思（二）：从现代视角解析传统急救医案

小结：本例患者实因误治之后使病情转危，病邪之程度尚不剧烈，故一旦得到恰当治疗便能快速实现热退神清。此患者如收入现代ICU，经用补液和抗感染治疗也会在1~2天清醒，但对于患者五诊时出现的发热反复，会给治疗带来一定的难度。另外，针对胃肠功能也缺乏有效的治疗，只能等待感染控制之后，胃肠功能自行恢复正常，在此期间，会给患者放置胃管，从胃管持续泵入营养液。沈绍九在二诊、三诊即开始使用补肾药物，这是在外感病治疗中较少见到的，特色非常鲜明，是基于患者"下元素亏之体质"，脉又见"虚"象而制定的用药方案。

医案十：顾金寿暑湿案

【医案背景】

此患者为清末医家顾金寿所诊治。顾金寿（约1759—1826年），字晓澜，早年儒医并修，居京城科考时医名不胫而走，曾因避求诊者之扰而迁居京西潭柘寺，后绝意仕途，定居苏州行医。及门弟子整理医案若干，其亲选百案，加评语阐述诊疗思维，著成《吴门治验录》。因此书阐述医理详尽，辨析病理入微，是理论紧密联系临床实践的佳作，对医界产生了一定影响，至今仍广为流传。顾氏除医案外，尚有重订批注医著若干，但流传较少。本则医案即选自《吴门治验录》，此案原名"格阳证"，今根据病案中诊断改为"暑湿"。

【医案分类和质量分级】

这则医案从发病形式来看，属于发病即为危重症。医案的记录理法方药及药物剂量俱全，故其质量级别归为1a级。

【医案正文及解析】

常六世兄方伯第二郎。

面红目赤，身热不扬，呓语欲狂，瘛疭不定，七日眼不能合，足冷，舌白而滑，小便涓滴俱无，服清暑凉剂，烦躁愈增，汗不能出，脉象浮洪，重按不能应指。此盛暑房后贪凉所致。已现拒阳征象，恐其阳越而脱，急用温下托汗法。

大熟地一两，炒枯　炒黑干姜三钱　制附子一钱五分　炒牛膝一钱五分　茯神三钱　车前子一钱五分

和入童便一小杯，冰水调匀，凉服。

解析：脉案未记录患者年龄和发病日期，从"盛暑房后贪凉"的记述可知发病季节在暑季，从"七日眼不能合"可知发病至少1周了，已经过常规的清暑热治疗。从现代ICU角度来看，这是一位感染发热的患者，能提示患者病情危重的症状和体征分别：①意识改变，表现为烦躁、呓语欲狂（qSOFA可计1分）；②脉象重按即无，结合足冷，提示血压不会太好；③小便点滴俱无，提示存在急性肾衰竭。在现代ICU中虽然可以随时查血肌酐以判断肾脏功能，但尿量仍是判断肾功能的一个重要指标，现在ICU常用来给急性肾损伤分级的KDIGO标准中即有尿量指标，KDIGO分期表见表3。

ICU 中医的反思（二）：从现代视角解析传统急救医案

表 3　AKI 的 KDIGO 分期标准

期别	肾小球功能指标（Scr）	尿量指标
1 期	升高 ≥ 26.5μmol/L（0.3mg/dl）或升高 1.5～1.9 倍	< 0.5ml（kg•h） 时间 6～12h
2 期	升高 2.0～2.9 倍	< 0.5ml（kg•h） 时间 ≥ 12h
3 期	升高 ≥ 353.6μmol/L（4mg/dl），或需要启动肾脏替代治疗，或患者 < 18 岁，估计 GFR 降低到 < 35ml/（min•1.73m²），或升高 ≥ 3 倍	< 0.3ml（kg•h） 时间 ≥ 24h 或无尿 ≥ 12h

注：AKI 为急性肾损伤；KDIGO 为改善全球肾脏病预后；Scr 为血清肌酐；GFR 为肾小球滤过率

再回到顾金寿对于本病的认识，病因是"盛暑房后贪凉"，即感受暑邪、房劳虚弱、贪凉受寒，三者交织在一起导致的本病，既然明确了病因就要"对因治疗"，予以清暑、补虚、散寒，这位患者也使用了清暑之剂，但没有疗效。而"对因治疗"并非中医的临床治疗特点，中医更关注于患者当下的状态——已现拒阳征象，恐其阳越而脱。中医认识死亡是"阴阳离决"，即阴和阳分开了，不再维系交织在一起，患者现在的状态是阳马上就要脱了，治疗要"温下托汗"，即通过温阳补肾摄纳欲脱之阳，阳回之后自然就有力量出汗了。

处方中大熟地剂量最大，使用了一两，取其填精养血，炒枯是为了减少其滋腻之性，但其药效也势必受损；附子、干姜是回阳常用配伍，是四逆汤的主要组成部分；牛膝引气血下行，茯神安神，车前子针对无尿而用；童便加冰水混匀，也是为了引阳气下行。

又：昨服理阴煎加减，至二鼓竟得安睡，周身微汗，神智少清，自述头痛如烙，口渴索饮，身体炽热，胸悗兼胀，脉形已敛，右关独见洪实，舌苔黄厚而干。此阴寒既去，暑湿夹食之症已现，急用凉膈散加减。

连翘三钱　生大黄三钱　炒栀子三钱　黄芩一钱五分　生石膏五钱　枳实一钱　槟榔二钱　飞滑石三钱　生甘草五分　薄荷五分　竹叶十片

二剂，先服一剂，得便即止后剂。

解析： 患者服药后取效，首先表现为晚上九十点钟"安睡"，这位患者因病情危重烦躁曾 7 天未睡，服药后能入睡则机体就有恢复的机会；"周身微汗"也是重要的好转迹象，从"汗不能出"到"周身微汗"是腠理由闭塞到通畅的表现，代表着全身气机的调畅；"脉形已敛"也是病情危重程度改善的重要指征。"安睡""微汗"、脉象变化，这些现象均是古代医家诊治重症患者时重点关注的，除了脉象的变化需要医生具备较高的诊脉能力才能准确识别外，其他两种是临床医生很容易观察到的现象，只要有观察的意识即能发现。这些现象的改变常早于检验指标的好转，能帮助医生及早地判断病情的变化，准确地调整治疗方案。至于"神智少清"是意识好转，这个无论在中医还是西医，均视为病情改善的重要征象。

患者神志清楚后，便可以主诉症状，头部热痛、口渴索要水喝、身体灼热、胸脘闷胀，舌苔黄厚干，这些均是"热象"，右关脉很滑，代表中焦有积滞，总体来看表现出热证、实证的特点，这是与初诊时迥然不同的。顾金寿认为虚和寒已解除，目前是"暑湿夹食"最为突出，用药也要针对刻下的状态，采用凉膈散。重症患者用药，不只是"用了"这么简单，还非常要求"用到位了"，因病情是容不得延误的，现代 ICU 对于一些药物如万古霉素、氨茶碱等实现了血药浓度的监测，监测发现个体差异很明显，绝非按照说明书的剂量使用就能达到有效浓度。中医学对"用到位了"有术语叫"以知为度"，使用凉膈散就是要达到通便、退热的目的，顾金寿直接嘱患者准备 2 剂药，如果吃完没有下利就要继续服用。

这位患者初诊用回阳救逆，紧接着就要用清热泻下，在危重症救治中并不罕见，国医大师路志正先生的《路志正医林集腋》也介绍了类似治验。1942 年，21 岁的路志正应邀至病家出诊，患者 17 岁男性，温病月余不效，已经多医大剂量白虎汤治疗，石膏用量 100～250g 不等，只见患者僵卧昏沉、双目直视、吐气微弱、四肢厥冷，处以人参、淡附片、紫油桂各 1.5g，服药至夜半目动能言、少思饮食，四肢转温而能屈伸，路老忙于诊务，以为既见效不妨守方再服 2 剂，孰知服后骤然烦躁不安，赤身裸体，语言不休，行动狂妄，急请路志正再诊。其见患者面红舌红赤，苔黄燥而有芒刺，大便数日未行，口渴思饮，用增液承气化裁，荡涤腑实，药后当晚下燥屎 20 余枚，2 天后热退痊愈。

又：昨进初剂，脘中微痛，气欲下行，虽未即便，头痛身热顿止，二进后一时许，腹中大痛，二便齐下，多而且畅，胸宽思食，进粥一盂，倦怠欲睡，晨醒汗出周遍，病已豁然，但觉神弱倦甚，脉平而软，自应少扶正气。

人参一钱，另煎冲　大麦冬一钱五分　瓜蒌皮二钱，米炒　炒生地三钱　白扁豆三钱　茯苓三

ICU 中医的反思（二）：从现代视角解析传统急救医案

钱 炒薏米三钱 橘白五分 炙甘草五分

五剂后可停煎剂，饮食清淡自安。

解析：患者服用凉膈散 1 剂后，头痛身热好转；服用第 2 剂后，二便皆通，食欲恢复，安睡一晚，周身汗出，疾病迅速好转。开始进入恢复期的调治，从脾胃论治，人参、茯苓、白扁豆、炙甘草其实是四君子变方，以白扁豆代替了白术，健脾益气，加入大麦冬和炒生地养阴，炒橘白、炒薏苡仁、瓜蒌皮，化痰化湿理气。因患者已无明显的不适症状，所以顾金寿断定服药 5 剂就可以痊愈了（图9）。

问：此症状如中暑，凶险已极，诸医剂用清凉，亦是无伐天和之意。今独以附子理阴得效，随又用凉膈通腑而愈，何也？曰：轻年好内之人，盛暑最多阴证，彼自恃强壮，毫无顾忌，日间饮酒，食炙胃中，湿热已聚，加以入房之后，恶热露宿，故见此症。又复饮以凉剂，正是雪上加霜，虽在盛暑，脉洪而软，舌白而滑，足冷无汗，格阳之势已现，非姜、附理阴不可，然佐以童便，引之直下，和以冰水，防其拒格，即冷香饮子意也。迨阴寒既消，暑湿夹食之症方出，北人内燥，若不即用凉膈扫荡，又恐邪热劫津，致变他症，仍防病重药轻，二剂继进，所谓兵贵神速也。病去既速，正气尚不大伤，只需人参养胃加减调之足矣。至于甫用理阴，即改凉膈，似乎自相矛盾，不知随机应变，古人此法甚多，余不过依样葫芦而已。若徒执一不变，以自获其两歧之迹，竟至误人身命，其罪可胜道与？原明眼者识之。（《吴门治验录》）

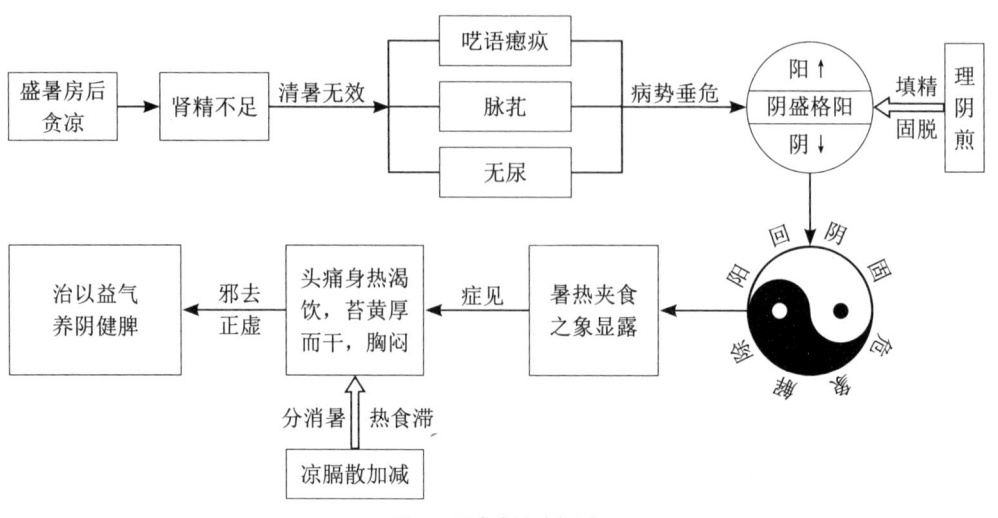

图 9　医案十治病经过

小结： 本案所述病情属于ICU视角下的重症感染，既然是感染，病原体就是致病的原因，治疗首先要抗感染，对于所呈现的垂危之象，需要补液、维持血压等对症支持治疗。但顾金寿对本病的认识，是"暑湿"、是"夹食"、是"房劳"，按照这些原因治疗，快速治愈了患者，这其中必然蕴含了科学原理。但这些中医术语背后，到底对应的是现代医学的什么东西，值得我们去探索。

在此先从最容易探讨的"夹食"说起，"夹食"是"夹杂食积"的缩写，如果真把"食积"二字看作是有食物积滞在胃肠，那么须有进食过量和消化不良的病史才能出现"食积"。在ICU就诊的重症感染患者，和本则顾金寿诊治的患者一样，都会因病情危重而不能正常进食，进食障碍的时间会由数日至数周不等，这种患者的胃肠道里会有残存的"食物"吗？显然不会。因此，"食积"毋宁是古代医家对于胃肠病理状态的一种认识，可能涵盖了胃肠功能障碍、菌群失调等病理过程，而在外的表现是舌苔的厚腐、垢腻。换句话说，只要见到舌苔"厚腐、垢腻"即可考虑使用消食导滞药物，消食导滞药物的应用与是否有"伤食"史没有必然关系，正如本则医案初诊时舌苔表现为"白滑"，并非符合"食积"之征，二诊时舌苔变为"黄厚而干"，顾金寿始指出"夹食"，始用"导滞"的药物槟榔。

再论"房劳"，古代医家将"房劳"作为疾病之病因，既可见于内伤病，也可见于外感病。此处只论外感病中的"房劳"，房事后受寒发病，曾有一派医家提出专用病名"夹阴伤寒"。而对于正值生殖年龄的青壮年而言，每日行房事也是正常之事（并不属于"劳伤"），因此对于青壮年人来说，外感病的发病时间恰好与"房事"相吻合的概率极高，岂能将所有青壮年的外感病都归为"夹阴伤寒"？结合本则医案，是为了解释患者为何病情快速进展为危重症，在发病1周即表现出了"阴盛格阳"之象；为了解释为何使用了温阳填精治疗，才引入了"房劳"作为病因。因此，古代医家认为的"房劳后受寒"，并不一定是病情危重的真实原因，但是现代ICU对于快速进展的危重症伴有免疫功能低下的，却可以借鉴温阳填精托邪外出的治疗策略。

医案十一：金子久妊娠暑湿案

【医案背景】

此则医案由金子久（1870—1921年）诊治，金氏为近代名医，其祖上六世行医均以儿科鸣世，至金子久始改为大方脉，金氏善治温热病及虚损疾病，除医术精湛外，书写脉案文辞优美对仗工整是其一大特色，广为医界赞誉。对于金氏脉案书写特色，其弟子王和伯曾有公允之论，在《王和伯医案精选》中谈道：世人所见发表之金氏优美工整之脉案，均是出诊时精心所撰写之医案，出诊时的初诊医案书写，最多要花费2小时，门诊医案则较为简略。目前金氏流传较广之医著为后人编纂之《金子久专辑》。这则医案出自《和缓遗风》一书，本书是金子久晚年医案的选集，多为出诊医案，记录完整。春秋时期秦国有医和、医缓两位名医，代表了医学的最高境界，金子久对自己的医术颇为自信，常以"和缓"自喻，故后人将此书命名为《和缓遗风》。此案患者是陆梯云的夫人，于甲寅年闰五月三十日请金子久来家中出诊。就诊日期换算为公元纪年是1914年7月22日，再过2天即为大暑节气。金子久诊治这位患者时44岁，正是医名如日中天之时，诊治完这位患者的第2年，45岁的金子久去上海行医，兼任沪南慈善会施诊，每当轮值之日患者数倍于寻常，医名更噪。金子久医名隆盛，从学者多达170余人。

【医案分类和质量分级】

这则医案从发病形式来看，发病1周即进展为危重症，达到脓毒症标准。医案的记录形式为门诊脉案汇总，但缺乏药物剂量，故其质量级别归为2a级。

【医案正文及解析】

甲寅，大塘兜陆梯云夫人（首方）。（闰五月三十日）

孕已四月，病起八日，时在炎日酷暑，所受之邪，无非暑热伤气。暑必挟湿。暑为天之阳气，湿为地之阴气，阳邪从上而受，阴邪从下而受，二气相搏，上下无间。上焦气伤而化痞，下焦气阻而不便，痞少疹多，便闭溲短，暑湿之邪无由出路，头为之痛，耳为之聋，夜不安寐，胃不思食。前日无汗，体若燔炭；现在有汗，身如燎原。口渴喜饮，舌质燥白。左脉滑数，右脉滞。

叶香岩先生论白痞一症，多是暑湿氤氲气分。治法从气分着想，做千金苇茎汤加羚羊清肺以解肌，参石斛清胃以泄热。

羚羊角　丝瓜络　生子芩　白杏仁　连翘　滁菊　鲜石斛　黑山栀　薄荷叶　生苡仁　银花　芦根

解析：总结提炼一下本病例的特点：患者为怀孕 4 个月的孕妇，发病已经 8 天，主要症状是"发热、皮疹、意识改变"。所谓"耳为之聋"就是患者听不见声音一样，无法准确对答，"耳聋"经常出现于温病医案之中，其实就是"意识改变"的另一种表述。通过问诊搜集到的症状还有"大便不畅、小便短赤、口渴喜饮"。可谓是一派热象。

如何认识这个疾病呢？金子久从"暑热挟湿、阻滞气分"来认识此病。暑热很容易理解，患者症状也很吻合，"湿滞"的证据是"舌苔白燥""右脉滞"。如果不挟湿，直清气分之热即可，挟湿则使治疗变得棘手，又要顾虑腹中胎儿，用药更须慎重。治疗方药引用叶天士之论，方用苇茎汤加减，苇茎汤的特点是甘淡寒，清热作用很弱，但有不伤阴、不助湿、不会寒凉阻遏气机、更不会伤胎儿的特点。

金子久在使用苇茎汤时特地提出加用羚羊角和石斛，其实代表了两个关键的治疗方向，羚羊角虽云清肺，但又可清肝热醒神，正如《药性赋》所说的"羚羊清乎肺肝"，这是代表要大力"清热"；石斛是晚清民国时期治疗温热病常用的药物，一般认为它可以生津液、清热，还有医家认为其有一定的化湿浊作用，但结合现代医学简单地理解，就是"补津液"以扶正。

苇茎汤由芦根、生薏苡仁、桃仁、冬瓜子组成，桃仁有破血通经的作用，属于妊娠禁忌用药，署名李东垣的《雷公药性赋》一书载有"妊娠服药禁歌"，其中有"半夏南星与通草，瞿麦干姜桃仁通"，明确将"桃仁"列为妊娠禁用，但此歌第二句为"野葛水银并巴豆，牛膝薏苡与蜈蚣"，可见"薏苡仁"也禁用，但金子久还是用了，这与薏苡仁的平和无毒可以食用密切相关。桃仁被替换为了杏仁，冬瓜子排脓化湿浊，似乎可以不必去掉，但金子久还是去了，代之以丝瓜络淡渗利湿，因患者有"小便短少"。其他加入的药物有生黄芩（即嫩黄芩）、连翘、滁菊、黑山栀、薄荷叶、金银花，均是清热而兼有透邪作用的药物。纵观全方还是以"清热"为主，但清热力度把握得很精确，要尽可能地避免副作用、尽可能与病情丝丝入扣。

又二方（六月初一日）：产育未逾一年，后孕已越四月，血虚营热，一定无疑。迩来吸受暑湿，热邪由肺犯胃，阻气入营，蒸腾于外，为痦为疹；氤氲于内，为烦为闷。

ICU 中医的反思（二）：从现代视角解析传统急救医案

耳有蝉鸣，头有胀痛，昨夜稍得安寐，今早尤能安睡。汗泄溱溱，肌腠热势渐渐和缓。病起已有九日，便闭已过一旬。口淡无味，舌白少苔，左脉流利如珠，右脉窒塞如滞。红疹多于白痦，气热胜于营热。治法似宜甘淡轻清，藉以宣泄肺胃气分。

羚羊角　连翘　银花　生子芩　鲜石斛　白杏仁　瓜蒌皮　生苡仁　芦根　佩兰叶　青蒿子　丝瓜络

解析：服药 1 剂，似乎有些效果。从脉案里我们可以看到金子久通过细致观察，发现患者精神变得安定，晚上和今晨能睡会儿觉了，从"神"来判断疗效是中医治疗危重症非常重视的。热象也稍微缓和一点。这些针对细微的病情变化观察，是初入临床的医生应学习借鉴的。治法与初诊相同，用药方面，与初诊 9 味药相同，新增的 3 味是瓜蒌皮（理气，有轻微的通便作用）、佩兰叶（芳香化湿）、青蒿子（芳香化湿、治皮疹、通便），去掉的 3 味是清热透邪的黑山栀、薄荷叶、滁菊。

又三方（初二日）：昨下一点钟，身体复热，迨至三点钟，始得开凉，热剧无汗，热缓有汗，脘闷气逆，口渴喜饮，大便未病先闭，屈指已有旬余，小溲亦见通利，少腹时或作痛，胸腹、手臂发现痱子，时觉瘙痒，甚而作痛。舌薄腻，口觉淡味，左脉滑动而大，右脉塞滞而小。暑湿热邪，皆伤气分，蔓延三焦，阻塞二腑。最关系者，孕已四月，设有腹痛迁延，便有带病小产。治法当清气分之邪，所谓治病则胎自安。

连翘　羚羊角　竹叶　生子芩　瓜蒌子　杏仁　芦根　银花　鲜石斛　荷梗　佩兰叶　丝瓜络　知母

解析：三诊时的新症状有"脘闷气逆"，即呼吸频率增快（RR＞22 次 / 分）；好转之处有"小便通畅"，即尿量较前增多了；能主诉少腹阵痛，是意识好转的表现。大便仍不通，仍有高热。处方延续二诊略作调整，增加清热力量较强的知母，瓜蒌子替代了瓜蒌皮，通便作用也稍强一些。

又四方（初三日）：暑为熏蒸之气，湿乃氤氲之邪，所在气分，必在肺胃。气分为病，无形无质；暑湿为患，忽凉忽热。昨夜已见身凉、有汗，顷晨倏尔身热、无汗，胸脘满闷，足骭酸楚，一昨少腹似痛而胀，目前痛胀似有若无，大便过旬不下，自觉后重欲圊，小溲每日一行，所行亦不过利，三焦窒滞，决渎失司。最可虑者，孕已四月，用药诸多窒碍，见症变幻不一。左脉流滑，固为孕之正脉；右脉窒滞，确是气之腈郁。清气、清热，是为扼要。天气炎热，身体燔炭，设或一旦增剧，便是束手无策。至以疹点或多或少，亦是热邪忽潮忽平。现在邪在气分居多，治法不外清气范围。

熟石膏 知母 银花 连翘 生子芩 黑山栀 芦根 羊角 薄荷 杏仁 荷梗 鲜石斛 丝瓜络

解析：患者昨天下午1点有一阵高热，晨起又有一阵高热、无汗，骨节酸痛。这个病症特点，类似于现代ICU临床的细菌入血之菌血症或病毒血症。患者在第三诊时尿量较前增多，但没有继续增多，每天仅排尿1次（五诊说了"小溲每周度一通行"即24小时排尿1次），从正常人的膀胱容量来估算，每次排尿一般为300ml，该患者的体重按60kg计算，那么24小时的正常尿量至少应为0.5ml×60kg×24h=720ml，按KDIGO的3期标准来看，患者的24小时尿量应小于0.3ml×60kg×24h=432ml，因此可以判断出该患者肾衰竭分期已达3期，已经达到了持续床旁血滤治疗（CRRT）的标准。金子久从初诊至四诊的处方都是一致的，四诊将清热的力量进一步加大，此诊使用石膏和知母已包含了白虎汤的关键药物，当时的医家认为熟石膏的清热力量会稍微缓和一些。

又五方（初四日）：暑湿之邪，如烟如雾；气分之阻，无形无质。大便十多日不更衣，小溲每周度一通行，下流既窒，上流必塞，瞀闷脘满，在所难免，烦冤嗳气，亦所当然。胸膺红疹较少，手臂丹痱密多。昨夜寤寐能安，今晨热尚燎原，汗出颇少，转侧殊多。病起十有二日，并非表邪过郁；阴虚怀孕之体，津液难保无伤。脉滑，孕之正脉；脉滞，气之抑塞。凉膈散泻膈上无形之热，羚羊法潜肝中未动之风。

连翘 黑山栀 知母 熟石膏 银花 广郁金 薄荷 生子芩 风化硝 羚羊角 芦根 鲜石斛 荷梗

解析：五诊时病情仍然僵持，没有进一步好转，但也没有加重。金子久时代虽然没有急性肾衰竭的概念，但是对于这个病还是有所认识的，古代叫"关格"，金子久称之为"下流既窒，上流必塞"，二便不通，所以有烦闷、嗳气。金子久考虑要调整一下治疗的方向。"病起十有二日，并非表邪过郁"这句话是说已经病了12天了，如果是需要透表，那么再难透解的表邪也应该见好了。经过分析认为，患者病情不见好转，还是因为怀孕、疾病消耗，存在阴虚。治疗用药也在原有基础上，加用风化硝以通便泄热。虽说处方选的是凉膈散，但所用的药物和四诊比，也只是去了杏仁、丝瓜络，加了广郁金、风化硝而已。

ICU 中医的反思（二）：从现代视角解析传统急救医案

又六方（初五日）：暑湿热邪，本无形质，所伤在气，固无疑义。怀孕四五月之躯，发热十三日之久，未始不伤于阴分，难保无耗于津液，舌转灰燥，是为确据。脘满嗳气，口渴引饮，气分尚有蒸腾之火；潮热暮剧，殊多汗泄，营分亦有燎原之势。手臂红痱较少，头面丹疹尚多，大便十日不下，小溲昼夜一行，三焦窒阻，六腑闭塞，一团气火，无从出路。热病以津液为材料，治法以甘凉为注重。可恃者，神气清爽；所怕者，热势剧烈。左脉尚滑大，与病不悖。

鲜生地　黑山栀　银花　连翘　鲜石斛　白茅根　荷梗　西洋参　广郁金　知母　瓜蒌　蜜石膏　竹卷心

解析： 病情依旧不见好转。金子久分析的很明确，"三焦窒阻，六腑闭塞，一团气火，无从出路"。"潮热暮剧，殊多汗泄"是初学中医者都能快速识别的"阳明腑实证"，最佳处方为大承气汤，但患者怀孕，使用通下药物有投鼠忌器之虑。金子久时代没有静脉补液治疗，对于病理生理之认识远达不到今天的水平，故而只能一直用平淡之药与病周旋。如果能放胆使用通下、泻热、解毒之品，或许可以快速阻断病势，如在现代 ICU 治疗，则首要的是根据病原选择敏感的抗感染药物进行治疗，一旦病原得到控制"一团火气"便会消散。

此诊治疗重在使用"甘凉"保护"津液"，用药调整较多，增加了鲜生地、白茅根、竹卷心养阴凉营清气，加用西洋参益气养阴，协同鲜石斛扶正。"蜜石膏"与"熟石膏"虽然只是一字之差，但有本质的区别，生石膏为 $CaSO_4·2H_2O$ 经火煅后成为熟石膏 $2CaSO_4·H_2O$，熟石膏清热作用极弱，主要用来外用以敛疮生肌，蜜石膏是生石膏用蜜炙过，蜜炙的温度远达不到火煅的温度，故蜜石膏之本质仍是生石膏，清热除烦之力量较强。

"可恃者，神气清爽；所怕者，热势剧烈"道出了金子久对此例患者的病情判断，因为意识很清楚，所以金子久认定患者还有足够的时间治疗，才敢用平淡药一直周旋下去。

又七方（初六日）：胸膺红疹，如有若无；头面丹点，倏多忽少。两臂亦有红点，并不密布，形状渐热，昼缓夜剧。口渴随热随起，昨日热缓，神倦欲睡，至夜热甚，身多转侧，热甚、热缓，皆少汗泄。脘宇有时懊憹，有时呕泛，口中或觉淡腻，或觉甜腻，大便十多日不临圊，小溲每昼夜通行，腑气一日不通，潮热一日不平。患起十四日之久，津液必两就其伤，气分蒸腾之热，无形无质；营分燎原之火，忽焰忽灭。左脉搏指而滑，右脉弦细而数，舌中灰腻，舌尖白净。甘凉清气以生津，咸寒滋阴以津液。

西洋参　蜜石膏　知母　银花　鲜石斛　生子芩　荷梗　瓜蒌子　广郁金　连翘　玄参　竹卷心　鲜生地　藿香

青蒿露煎药。

解析：病情的叙述分析、治法、方药基本与六诊相同，西洋参、蜜石膏、知母虽然见于六诊，但七诊时此3味同列位于处方之开头，已毫无掩饰地显露出处方中的白虎加人参汤，因患者服用后很安全，所以没有必要掩饰了。这是医者考虑到病家人情的问题，委曲求全，用药稍不慎重便容易受到"围观者"的诽谤而使治疗中断。加用了玄参之咸寒滋阴。又因为舌中有灰腻苔，遂加了藿香、青蒿露煎药。

又八方（初七日）：发热有十五日之久，大便有十八日之闭，潮热或起暮夜，或起日昼，烦闷随热剧而长，随热缓而消，热甚转侧多动，热减神倦少睡。手臂红痱稀少，头面丹疹密多，胸腹又见如晶白㾦，口味自觉淡而兼甜。脉不更动，仍形左大右小；舌不迁变，依然外白里腻。怀孕四五月之多，纳食十余日不进。气津阴液已耗，气火营热尚炽，种种见端状似瘅疟。瘅疟之原委，阳亢而阴亏，治瘅疟之法程，喻嘉言为最妙。当仿其旨甘凉濡胃。

西洋参　蜜石膏　知母　淡甘草　鲜生地　生子芩苗叶　鲜石斛　青蒿子　银花　瓜蒌皮　玄参心　竹卷心

解析：第八次诊治，患者经过1周的治疗病情相对稳定。在第九诊的脉案里金子久写道"疹㾦风波已平"，读懂"疹㾦"是读懂这则医案的关键。

金子久初诊时即关注到白㾦，引用了叶天士的治疗经验"白㾦一症，多是暑湿氤氲气分"，治疗也遵从了叶天士的经验拟方用药。从三诊到七诊，可以看到疹㾦一直在动态变化，时多时少、时隐时现，此现象提示疹子尚未出透，叶天士在《温热论》中说"急急以透斑为要""（斑疹）又宜见而不宜多见""斑疹皆是邪气外露之象，发出之时，宜神情清爽"，均指出对于疹未顺利透发者治疗需要透疹治疗，给邪气以出路。金子久的用药也始终注重了给邪气以出路。八诊时头面红疹已经全部透出，胸腹也见到了晶莹的白㾦，九诊时不再有动态变化，因此说"疹㾦风波已平"。

在疾病分析方面，八诊提出了"瘅疟"以概括患者目前的热型，瘅疟即每天

ICU 中医的反思（二）：从现代视角解析传统急救医案

固定时候出现一阵发热症状，引用喻嘉言的论述从"阳亢阴亏"治疗。八诊处方与七诊相比，只去了藿香、广郁金、荷梗，加了甘草。其他药物基本一致，仅个别药物形式上进行了替换，如生黄芩苗叶约等于生黄芩，青蒿子约等于青蒿露。

又九方（初八日）：孕已四五月之多，病有十六日之久，疹㾦风波已平，肌肤自觉癣痒，瘅症潮热未定，身体仍形发热，或剧于下午八点钟，或甚于下午四点钟，每剧烦冤懊憹，转侧多动，逾时神清气爽，安静欲睡。前半苔不多，后半苔亦少，脉象左三部滑大，右三部滑数。大便十九日不下，小溲每周度一行，下流虽有窒滞，腹笥并不胀满，急遽攻涤，必妨阴液，昔贤所谓下不嫌迟。不过脏气不通，潮热急难就轻。治法仍宜甘凉咸寒，藉以清降而保津液。

鲜生地　西洋参　玄参　淡甘草　蒿梗　黄芩　风化硝　蜜石膏　蜂蜜　银花　知母苗叶

解析："疹㾦风波已平"提示邪气已得透达，除了每天有一阵发热之外其他方面有所好转，不发热时神清气爽安静，舌上苔腻苔也退了，现在开始考虑通便。从时间来看已19天未排大便，但是切诊患者腹部并不胀满，没有必下的指征，贸然强力通下只怕达不到想要的治疗效果，徒伤了津液。最终在方中加入风化硝、蜂蜜以通便。

又十方：午诊脉象，左脉滑大，右脉滑数；顷诊脉息，左手稍缓，右亦不急。舌质前半仍形少苔，后半亦不多苔。潮热之势，忽轻忽重，烦闷懊憹，随热随起。转侧多动，亦随热而至；气急口渴，又随热而来。热势发现，时刻无定，日久阳亢阴虚，热久津伤液耗，疑是瘅症，似不悖谬。大肠、小肠，均被热阻，大便十九日不通，小溲每周度一行。脘宇或有呕吐，或有甜气，皆热腾之征，亦气升之兆。治法重于甘凉，不免腻于膈间；若不重于甘凉，津液难以维持，况正值虚多邪少，舍甘凉别无良策，参用咸寒沉降，以润腑、润燥，稍加流动气机，以助传道之职。

西洋参　蜜石膏　蜜枳壳　天花粉　玄参　橘红　炒知母　大豆卷捣生地　风化硝　玄参心　净银花苗叶　枇杷叶

霍斛汤煎药。

又预拟方：预拟甘凉寒咸，藉以保津润液，如得更衣者用之，如不更衣者停之。

西洋参　麦冬　知母　银花　生子芩　橘红　青蒿子　滁菊　云曲　绿豆苗叶

霍斛汤代水煎药。

解析： 十诊未记录日期，此诊金子久开始有意识地"通便"治疗，方中使用了枳壳、风化硝，非常慎重，生怕通下后伤阴液，还拟定了一个备用处方，生津液为主。但是用药以后并未达到通便效果。

又十一方（十七日）：身热日渐见退，疹瘖亦已尽回，周身之癣痒似不可禁，胃思食而加餐，寐安静而多寐，五月之身孕并无动静，二旬之便闭未觉临圊。左脉滑大并无刚躁之势，右脉虚小颇有柔软之形。舌质不红、不紫、不燥、不湿，口味或甜，或腻，或苦，或干。阴分为迁延而戕伤，气分有余邪而未尽，腑气窒滞，碍难滋养，尚宜甘凉，廓清胃腑。按九窍不和，多属胃病也。

绿豆衣 黑豆衣 瓜蒌仁 柏子仁 白杏仁 生黄芩苗叶 省头草 西洋参 玄参心 冬瓜仁 连翘仁 净银花

解析： 十一诊距离九诊已经过去 9 天，期间患者是停药了，还是继续服用十诊处方，无法查证。患者病情在缓慢好转，疹子已经消退，食欲也开始恢复，发热程度在逐日缓解，但大便还是不通。本次处方用药均为甘凉濡润之品。瓜蒌仁、柏子仁、白杏仁也具有一定的通便作用。

又十二方（二十日）：前日大便已通，所下尚嫌不多，肠中留蓄之垢，未必廓然一清。下流既少通降，上流必有窒滞，气分淹留之邪，尚难速化营分，郁伏之热，未易遽清。所恃胃纳新增，津液自为来复，于是五月身孕，相安无事。潮热尚未尽退，盗汗颇多。左脉流滑而大，右脉柔软而数。舌质或光或白，口味时甜时腻。治法仍守前意，无须更易法程。

西洋参 绿豆衣 黑豆衣 子芩 扁石斛 滁菊苗叶 佩兰叶 瓜蒌子 忍冬藤 连翘 炒知母 桑叶

解析： 患者 18 日开始排大便，这显然不是通便药物的作用，而是随着病情改善，食欲恢复，可以进食，肠道蠕动逐渐恢复的结果。用药仍以甘凉清淡促进康复。患者经过 20 天的治疗，开始进入恢复期，腹中胎儿仍在正常孕育，从今日 ICU 角度来看速度不算太慢。但这位患者的康复之路较为漫长。

又十三方（二十三日）：前日便下不多，昨日后下亦少，二十多日之积垢，尚不足以尽其余，腑道失迫降之司，腹笥有痛胀之状。六腑以胃为长，胃气以通为顺，胃气窒则腑亦窒，腑气降则胃气亦降。胃少通，腑少降、得食之后，脘宇为

ICU 中医的反思（二）：从现代视角解析传统急救医案

胀，气分淹留之邪，亦难骤然廓清。潮热退，掌心尚见焦灼；自汗少，盗汗反为殊多。口甜腻，舌少苔，左脉大，右脉软。孕耽五月，病缠一月。治法通阳明之腑，藉此化气分之热。

西洋参 瓜蒌仁 佩兰叶 生子芩、彩云曲 扁斛 绿豆衣 黑豆衣 川雅连 净银花 新会皮苗叶

解析：虽然脉案中说要"通阳明之腑"，但处方药物并无明确泻下之品，还是要通过甘凉濡润，促进胃肠功能的恢复，以自行排便。

又十四方（二十四日）：大便连下三次，所下仍形不畅，腑中定有未尽之垢。身体复热三日，掌心更觉烦灼，气分尚有淹留之邪，口中时甜、时淡、时腻，脘宇乍通、乍窒、乍胀，头觉晕眩，舌中淡光。自汗不少，盗汗更多。左脉弦大而数，右脉滑大而数。病势迁延一月，态疲系于五月，身热如此纠缠，余邪如此缱绻。半由阴分之亏，半由阳气之亢，余烬未尽，凤垢未下，急难遽用滋养，又难过用清凉，不若仍用苦寒坚阴、甘凉清气为平稳也。

西洋参 银花 佩兰叶 生子芩 炙枳壳 炒知母 吴萸 炒川连 连翘 黑山栀 焙滁菊 扁石斛

青蒿露代水煎药。

解析：此诊加入吴茱萸，是温胃之品。在一派寒药中加入一点温药，可以起到反佐之效，也代表着治疗用药的转折。从十四诊至二十三诊的 10 天时间里，治疗方向均是甘凉濡润，热象稍重时便加重一些清热的或清虚热的药物，热象缓和时便用一些补益药，随证施治而已。为避冗长之嫌，后续诊次不再解说。

又十五方（二十五日）：自汗颇多，气分蒸腾之余邪未尽化也；盗汗更多，阴分淹留之余热未廓清也。自汗多则气分愈伤，盗汗多则阴分愈亏，亏则易于生热，热则肝阳易升，气、头胀，乃肝病之确据；发热、口渴，是阴虚之现象。凤垢未去，新垢又来，一两次之更衣，不足以尽其余。口有甜味，舌有薄白，左脉弦滑，右脉柔软。仍宜两清气阴，略佐辛芳，藉化湿浊。

西洋参 熟石膏 知母 佩兰叶 吴萸 川连 茯神 扁石斛 生子芩 炙枳壳 鲜佛手 冬桑叶 银花

青蒿露煎药。

又十六方（二十六日）：掌心热，足心亦热；自汗多，盗汗亦多，中宫自觉滞，

纳食为之不加，寤寐尚称安宁，口味又觉淡腻。舌苔薄白，里多外少；脉象依然，左大右小。肺胃蒸腾之热，不易速化，肠腑留蓄之垢，又难遽清。昨夜两手麻木，头窍又觉晕胀，耳有鸣响，目无昏花。阳明之络为热灼而致虚，厥阴之风由液少而致动，阴阳两就，其伤营卫，两不相洽，为寒为热，不得不防。治法辛甘化风，参用酸甘化阴。气分尚有留邪，仍用石膏、石斛以泄蒸腾之焰；阴分犹有伏热，尚宜黄连、黄芩以清遗余之烬。

桂枝 炒白芍 淡甘草 生子芩 石膏 川石斛 明天麻 吴萸 炒川连 炙枳壳 西洋参 滁菊 佩兰叶 桑枝叶

青蒿露煎药。

又十七方（二十七日）：桂与芍为辛甘化风，芍同草为甘酸化阴。络中之风，得辛甘略形休息；身中之阴，得酸甘略形敛抑。于是昨日身热较退，迨至深夜亦不复热，手臂酸麻又不觉重，头目晕胀尚觉如故。气分蒸腾之焰未能扑灭，阴分蕴蓄之热又难廓清。自、盗两汗，依然不少，肛门里急，仍不临圊。脉象左大右小，舌苔里腻外白。治法仍祖前意，略行变通数味。

桂枝 炒白芍 佩兰叶 生子芩 银花 炙枳壳 扁石斛 吴萸 炒川连 淡甘草 熟石膏 茯神 西洋参 桑枝叶

青蒿露煎药。

又十八方（二十八日）：表邪已解，里气已通，尚有氤氲之热，运出毛孔，遂使汗泄絷絷，动静皆多。病延三十多日，怀孕亦有四五个月，一身津液已为邪伤，一团余热未获消灭，于是而补虚，则热不能化；于是而清热，则虚不能任。虚热纠缠，一至于此。左脉虚软而大，右脉沉软而滑。舌质朝薄见腻，暮见淡光。口味时或淡腻，时或干燥。治法半补其虚，参用半清其热。

西洋参 青蒿子 奎白芍 麦冬 银柴胡 玄参 地骨皮 佩兰叶 生子芩 茯神 忍冬藤 扁斛

又十九方（二十九日）：手心热，足心亦热；自汗多，盗汗亦多。久热则阴亏于内，多汗则阳越于外。阳不入阴，寤不恬寐，病后意中之事，尚不足以为虑。舌质外见淡光，里见薄腻。脉象左部数大，右部滑数。手臂时或酸楚，头窍时或胀满。三十多日之病缠，津液岂有不耗；四五个月之怀孕，营阴安能充足。气分蒸蒸之热，运出于毛孔，营分炎炎之火，逼入于肝胆。一半补虚，一半清邪，使正气不为清而致虚，则邪气不为补而树帜。

ICU 中医的反思（二）：从现代视角解析传统急救医案

西洋参 笕麦冬 知母 净枣仁 扁石斛 忍冬藤 淡甘草 云茯神 白芍 焙滁菊 生子芩 玄参

青蒿露煎药。

又二十方（七月初一日）：手心属手少阴经，足心属足少阴经，四肢又为诸阳之本，热势剧于两心、四肢、盖热久阴分之亏，其原由阳气之亢。病机迁延三十余日，怀孕亦有五个多月，阴分虚者益虚、阳气亢者益亢。气分余波之热，时消时长；营分未尽之火，忽焰忽熄。舌质中央淡光无苔，脉象重按柔软数大。滋少阴之液，以潜浮阳；濡阳明之津，以泄余热。

紫丹参 黄柏 知母 西洋参、麦冬 扁石斛 生子芩 白芍 玄参 淡甘草 云茯神 忍冬藤

青蒿露煎药。

又二十一方（初二日）：疹从营出，痦从气化，见回已过半月，余邪尚有淹留，内则蔓延气腑，外则布散血络，满面发现瘰垒，手臂又见痱瘰，胸膺一带，亦有显现。发热剧于手足两心，酸楚觉于左右两腕，动多自汗，静多盗汗，脘不知饥，头有晕胀。迤逦三十多日，怀孕五个余月，熏蒸之热氤氲于内，浮炎之火迫现于外，耗伤气津，消烁阴液。舌质中光少苔，脉象左大右数。两清气营，藉养阴液。

西洋参 人中黄 茯神 滁菊 紫丹参 生子芩 扁石斛 忍冬藤 麦冬 茅根 丝瓜络 奎白芍

青蒿露煎药。

又二十二方（初三日）：热起于足之涌泉，延及于手之劳宫，有汗则衰，无汗则盛。纳食之后，脘宇自觉满胀；热甚之际，头窍又觉晕胀。动则自汗较少，静则盗汗尚多。汗出沾衣，身发痤痱。痤者，小节也；痱者，瘰也，痒如虫行，痛如针刺。半由气分未化之余邪，半由血络无形之风热。左脉虚弦而大，右脉沉数而滑。口渴朝剧，舌质淡光。清气分之余热，泄络之风热。

生首乌 笕麦冬 扁石斛 西洋参 黑荆芥 生子芩 绽谷芽 甘中黄 真滁菊 炒白芍 忍冬藤 白茅根

青蒿露代水煎药。

又二十三方：手足热多属阴亏，头晕胀确是阳亢。阴既虚，阳既亢，营分虚热易生，气分余邪愈留，汗出见湿，乃生痤痱，有时癣痒，有时疼痛。得食脘觉满胀，入夜寤少恬寐。手臂时或酸楚，身体时或罩热。左脉虚弦而大，右脉沉数而滑。

口渴剧于上午，舌光现于中央。治法养胃中之津，藉以潜身中之热。

生首乌 石决明 真滁菊 甘中黄 西洋参 觅麦冬 云茯神 扁石斛 生子芩 绽谷芽 荷叶梗 忍冬藤

青蒿露代水煎药。

又预拟方。

有孕久病，血液无有不伤；有汗多热，阴津未始不耗。气液已由迁延而不复，余邪必淹留而未清。诸病变出，由此来也。手足心热独高，头臂之痦极多，时痒时痛，纯红无白，无非热在阳明血络。舌光少苔，淡而无绛，不外虚在阳明气津。胎前宜凉，病后宜清，预拟凉血清气，以备善后调理。

西洋参 麦冬 白芍 绿豆衣 扁石斛 生子芩 吉林参须 真滁菊 橘络 茯神 茅根 淡甘草

大生地露代水煎药。（《和缓遗风》）

小结： 就此则医案来看，虽然结局是好的，母子平安，但金子久的治疗方案难称完美，金氏对于病情非常"沉得住气"，基本上是在用药支持患者"熬"过自然病程，丝毫不敢力挫病邪、阻断病势，这是旧时代大名医治疗危重症常用的"稳妥"方法，既能避免诽谤，又能避免疾病变证时承担医疗风险。裘吉生给《和缓遗风》写的提要里提到了这一点，"至临证之老到，于负责之中，语语卸却干系"，但裘吉生将之归咎于人情凉薄，"在近世人情漓薄之时，为名医不可不具此种本能"。

此则脉案充分体现了金氏的骈体文风采，古代医生出诊都是收了远高于门诊的诊费的，殷实的病家对于病历文书的书写非常重视，医家为了生存不得不迎合病家这种喜好。金子久此案写的文辞优美，但细读起来发现每诊之间说来说去都是那几件事，落实到用药上每次处方都差不多，但还要通过调整用药顺序、更换药物名称等方式，以显出拟方过程之"苦心孤诣"。读透了这些，不得不对古代医家的工作处境感到同情。

此例患者若收入今日 ICU 治疗也比较棘手，首先面临能否明确感染源的问题，其次要明确病原菌，从症状来看这位患者比较符合细菌感染。最后，

ICU 中医的反思（二）：从现代视角解析传统急救医案

在用药时还要考虑对胎儿的影响。除了抗感染，还会面临血滤肾替代的问题。但总的来说，在现代 ICU 治疗这个患者，比金子久独自用汤药治起来还是容易得多。

金子久诊治此患者的过程中，对于"疹痦"之诊查时判断疾病走势，指导用药之关键，亦是我们学习掌握本则医案的关键，因此回顾整理整个治疗过程中对于"疹痦"这一体征的记载，见表4。

表4 疹痦资料回顾

初诊	痦少疹多
二诊	为痦为疹……红疹多于白痦
三诊	胸腹、手臂发现痱子，时觉瘙痒
四诊	至以疹点或多或少，亦是热邪忽潮忽平
五诊	胸膺红疹较少，手臂丹痱密多
六诊	手臂红痱较少，头面丹疹尚多
七诊	胸膺红疹，如有若无；头面丹点，倏多忽少。两臂亦有红点
八诊	手臂红痱稀少，头面丹疹密多，胸腹又见如晶白痦
九诊	疹痦风波已平
十一诊	身热日渐见退，疹痦亦已尽回

医案十二：曹炳章伏暑下利危症案

【医案背景】

这则医案是曹炳章（1878—1956年）在乙丑年（1925年）农历九月三日诊治的患者，患者最后一次就诊为十月十日，诊治结束后曹炳章即整理此则脉案，十五日整理完毕，于次年在裘吉生所办之《三三医报》刊出。诊治这位患者时，曹炳章48岁，当时在绍兴县同善局的施医局担任义诊医生。曹炳章整理点校出版珍本医籍，对于中医学术贡献巨大，可谓前无古人后无来者。曹氏高超之医术常被编书之名所掩盖，曹氏除此则"伏暑下利危症"医案及收入《现代医案选》的5则篇幅短小医案外，目前尚未看到其他医案问世。曹氏曾系统整理自己诊治的危重症医案为《同义治验医案》（四卷，两本），惜未及出版便毁于民国元年（1912年）三月火灾。1947年曹氏年70，于自传中提出三件需迫切完成之事，其中就有重新"整理历年治验危险大症医案"，然其心愿似未能完成。这则曹炳章认为"本属夏秋常有之病，且无留案之必要"的"伏暑下利危症"医案（或许是出于同仁之请，为了给报刊补充稿源才整理的），成了目前唯一一则可以一睹曹炳章治疗急性病之胆识的医案。

【医案分类和质量分级】

这则医案从发病形式来看，属于病情迁延，进展成为脓毒症。医案的记录理法方药及药物剂量俱全，故其质量级别归为1a级。

【医案正文及解析】

孙伯雄令郎毛少爷，年十九岁，素体瘦怯，神经灵敏，阴液不足，肝火甚旺，属神经质。于八月初三日在杭，患伏暑，即延杭诸大医诊治，多无成效。至十五日雇肩舆过江，买棹回绍，又经绍多名医治疗，大抵非芳香淡渗利湿火、即消导攻克，以致邪火日甚，津液日烁，肝阳亦挟邪火上腾、肝阳与命火，同处脊里，升则同升，藏则同藏，命火升上，脾无此火，则不能蒸腐水谷，故泄泻。膀胱无此火、不能化气，而小便短涩，所饮药水，尽入大肠以增泄泻；此为致危之原因也。故是症自二十五六日起，上焦唇焦黑干燥，舌绛燥干硬而短，苔黄黑糙刺无津，干呕气促，灼热，神昏谵语，大便泄泻如流，日夜十余次，小便赤，一滴疼痛，至九月初三日，诸医束手，金云不治，由包越瑚君举荐余治。

ICU 中医的反思（二）：从现代视角解析传统急救医案

解析： 此段叙述患者的基本信息、基础体质、发病及治疗经过，并分析了导致患者病情转危的关键病机。这部分内容，涵盖了现代住院病历的"基本信息""现病史""既往史""初步诊断"和"诊断依据"。患者已经被众多医家判断为"救不活"了。在古代，一般家属求医到这种程度，就会放弃治疗，等待死亡了。其中一位医生叫包越瑚（生于1857年，卒于1930年，早年从政，后隐于医，整理有张畹香的《医病简要》等医著，见《三三医书·医病简要》之"序言"），说如果还不放弃治疗，可以再请曹炳章诊治一下。

总结一下病例特点："19岁青年男性，急性起病，起病时以发热为主要症状，经多方治疗不愈，现已发病23天"。

在此，我要补充一个鉴别诊断，曹炳章将本病诊断为"伏暑下利"。

"伏暑"这个病，是指发病季节并非暑季，但出现了类似于暑季常见的暑温、暑湿的病症，"伏暑"这个病的诊断首先有时间性，只在秋、冬季节诊断，而且吴鞠通结合临床认识，以霜降节气为分水岭，提出"霜未降而发者少轻，霜既降而发者则重，冬日发者尤重"，本病的突出表现首先是一派热象。

"下利"是一个症状，与"痢疾"是可以明确鉴别的，痢疾会有脓血、里急后重，中医很早就认识到痢疾，如《内经》《伤寒论》均有相关症状记载，但无"痢"字，到唐代的《千金方》里就有"痢"（即今日之"痢疾"）的详细描述。所以中医很少在诊断上将"痢疾"和"下利"（非痢疾的腹泻）混用，尤其曹炳章生活在晚清民国时期，更不会混用。

因此，这位患者诊断为"伏暑下利"，是可以明确除外痢疾的；如果患者起病即为高热伴腹泻，还要考虑感染性腹泻，夏秋季节高发的除了痢疾，便是我们通俗所说的"急性胃肠炎"，《传染病学》称之为"细菌性食物中毒——胃肠型"，致病菌种多样，表现轻重不一。曹炳章在医案结尾时说"此证本属夏秋常有之病"，据此推测患者起病即是发热伴随腹泻，属于夏秋季节常见的，西医诊断为"细菌性食物中毒——胃肠型"的疾病，结合病程推测大肠埃希菌为致病原的可能性较高。患者来找曹炳章就诊时，已经病情危重，达到了脓毒症的诊断（气促＋神昏谵语）。

余诊其脉，左手弦劲而数，溢出鱼际，右手洪数，溢出寸口，尺部不起，唇焦黑，舌绛短而硬，焦黑无津，口腔亦极燥，干呕灼热，神昏谵语，其所语皆未病前在学校经过之事，循衣撮空，目赤面红，时欲起床，大便日泻五六次，夜泻八九次，或如赤水，或如涎沫，或兼颗粒，小溲点滴赤痛，危状尽露。

解析： 这段详细记述了"查体"内容。从小便点滴赤痛来看，肾脏缺乏灌注时间已经不短了，急性肾损伤一定存在，如果像现在ICU一样可以查血生化，肌酐一定是高的。对于如此复杂的危重病症，很难从纷乱的症状中找到破解之道，基于中医急危重症的诊查特点，应注重从望诊与切诊中寻求破解之法。曹炳章从脉象入手，双侧脉都是上有余而下不足。上一段曹炳章总结了患者转为危症的病机——肝阳挟邪火上冲，下焦阳气不足而不能腐熟气化，这个结论也是由脉诊而得来。

余谓此证原由邪热盘踞久灼，液涸动风，下焦龙雷之火挟之上腾，于是上焦之火更甚，而下焦反少命火，即日服增液生津之品，或饮茶水，脾胃虽能受纳，估无命火，则不能腐化输运，膀胱无命火，则不能蒸腾化气而为小便，以致所食所饮，皆不敷布，遂下流作泻，而小便反为涩，虽服诸药，皆成罔效。余主先镇纳肝阳，兼清邪热息风，滋液生津，苓佐以连坚阴，庶几龙雷之火仍潜伏命门而脾、胃、膀胱复能腐化蒸腾，则泄薄能止，上逆之下潜，心脑顿失蒙蔽，则神志亦清明，勉拟此法，或可望其转机，否则恐有上厥下脱之虑，方用（初三上午九句钟拟初方）。

生石决明六钱　生牡蛎八钱　铁皮鲜石斛三钱　生白芍四钱　米炒麦冬二钱　东白薇三钱　黑玄参五钱　双钩藤四钱　毛西参八分　姜炒竹茹二钱　炒以连八分　炒黄芩二钱　辰砂拌茯神四钱　青龙齿四钱

引加灶心土五钱，包煎，当服一剂。

解析： 这一段对于患者的病情进行了分析，描述了完整的病机演变过程。并分析了之前医家治疗无效的原因。使用增液生津之品，治疗方向看似正确，但患者的胃肠道无法吸收，喝进去便很快泻出。所以，目前治疗的关键点，是让用的药可以吸收；药物的吸收需要脾胃阳气的运化，而阳气从何而来？从潜镇肝阳，使龙雷之火回其宅窟而来，这是曹炳章不同于其他医家之处。

处方中药物分为以下几类：①潜镇肝阳息风的药物最多，介石类有生石决明、生牡蛎、青龙齿；非介石类有钩藤、白芍、辰砂拌茯神。②再有为益气生津清热之品，使用的原则是清热生津时尽可能保护脾胃之阳，如竹茹、麦冬、黄连、黄芩均用炒制；益气时尽可能不助邪热，如只用西洋参。③灶心土，温而收涩止泻，但不助热。

初四日上午诊，昨服前方后，按左手弦劲较减其半惟仍数。右三部亦数，舌绛仍干硬而短，惟干呕撮空循衣已除，泄泻日夜已减至四次，身热较减，谵语亦少，

ICU 中医的反思（二）：从现代视角解析传统急救医案

败象已减其半，似有转机，再当镇肝育阴，滋液息风（初四上午拟即服）。

前方去玄参、竹茹、白薇、辰砂拌茯神、灶心土，加炒生玉竹二钱，建兰叶四斤，鲜柠檬一片分二煎。

另用鲜稻穗七支，鲜茅根一两，淡竹叶片（按：原书即缺具体剂量，据下文推测，至少为三十片），煎代茶饮。

初四夜，贴朱氏永庆局之字止泻膏。

解析：这是第二诊的内容。我们可以从中看到，曹炳章对于这位脓毒症伏暑下利患者，如何判断其服用后是否有效。①从脉象判断：弦劲之象缓和；②从整体的望诊判断：干呕、撮空、循衣症状已经消失，谵语较前有缓解；③具体症状体征的判断：如问诊发现下利次数较前减少，切诊发现身体热度较前减低。综合疗效判断：败象已减半，病情有转机。

处方用药，基本是守方略作加减。玄参是清热解毒养阴的（不利于脾胃），白薇是解热退热的（身热已减），竹茹是清热止呕的（干呕已止），辰砂拌茯神是镇静安神的（撮空、循衣已止，谵语已减），灶心土是温脾收涩的（下利已减为24小时4次），所以这些药物都去掉了。所增加的药物为炒玉竹、建兰叶、鲜柠檬，均是调脾胃、促进脾胃之气苏醒的药品。建兰叶即佩兰，如果剂量记载无误，确实是4斤，应该用的是鲜品，用法是煎汤代水，煎煮其他药物。

此外还用了代茶饮方和外用止泻膏药，充分体现了危重患者的多途径用药、综合治疗的特点，这与现代的ICU是一致的。代茶饮中的鲜稻穗是南方医家常用之品，甘淡而有芳香之气，是醒脾胃之品，白茅根、淡竹叶的鲜品，除了甘淡有益于脾胃之外，还有清热除烦功效。代茶饮是辅助治疗，也是口服补液的方法，在静脉输液还未在我国普及的时候，在没有现代ICU精准的液体复苏治疗理念的时候，口服补液是急性感染性疾病唯一的补液途径，如何调整脾胃功能，使其能耐受、运化水谷，是危重症救治成功的关键（现代ICU也不例外，西医的优秀ICU专家们，早就在各种场合谈到"危重患者,得脾胃者得天下"的经验）。此刻,患者仍有下利，干呕才刚缓解，患者能否耐受药物，服用之后是否会出现呕吐或下利，还需要三诊时观察。

初五日上午诊，左手脉弦已半过半，肝阳亦平，舌虽绛燥，而已软，渐能伸长，泄泻已止，烦热谵语尚未尽除，兼有干咳少寐，仍用柔肝养阴滋液泄热，上午拟即服。

医案十二：曹炳章伏暑下利危症案

鲜石斛二钱 鲜生地三钱 东白薇二钱 连心麦冬三钱 黑玄参四钱 石决明一两 生牡蛎八钱 淡竹茹二钱 川贝母二钱 赤茯神三钱 太子参一钱 鲜柠檬一斤 雅梨肉三钱

解析：服药后疗效判断仍是三方面：①脉象方面：脉弦已减了一半；②望诊方面：舌已经不再短缩，能伸出来了，舌质也由绛燥变柔软，这代表患者的神志已经转清，阴液有所恢复；③具体症状方面：腹泻已经停止，谵语进一步减少。综合判断，患者服药以后胃肠道都能耐受，疗效良好。随着神志的转清，原来一些曾关注的症状，现在凸显出来，如睡眠不佳、咳嗽等，发热还未完全正常。

曹炳章没有在脉案里记载对患者生命状态的评估，患者经2天诊治，危象已经解除，古代中医常将"危症"描述为"败象"。现在处于"重症"状态了，只要治疗合理，痊愈只是时间问题，但在此过程中还是会出现病情的变化，比如新发外感、饮食不调、治疗不当等，都有可能加剧病情，使患者再次回到"危症"状态。从此例患者危症状态改善的速度来看，较今日ICU综合治疗的疗效，有过之而无不及。

治疗原则方面，由原来的"镇肝潜阳息风"为主，变为"柔肝养阴泄热"为主。腹泻已经停止，服用益气养阴的代茶饮中药，也没有见到胃肠道不耐受。因此，在养阴药的使用方面，就可以大胆一点。方中使用了增液汤（鲜生地、连心麦冬、黑玄参）、鲜石斛养阴；使用白薇清热；继续保留介石类药物生石决明、生牡蛎平肝；加入淡竹茹、川贝是针对咳嗽；加入赤茯神、太子参，可以补气健脾，同时针对谵语、少寐，有安神作用。最后2味药食同源之品，有点睛之妙，食物的优点是绝对不伤脾胃，而且有促进脾胃恢复的作用，称之为"醒脾"，柠檬味酸，可以柔肝养阴，鸭梨肉味甘可以润肺止咳，二者同用还有酸甘化阴之妙。

初六日上午诊，左脉弦数已平，右手弦滑，舌绛转润而胖，烦躁谵语间有，夜能多寐，咳嗽稠痰，间有血点，肝阳虽平，肺中阴火仍未潜藏，再易育阴潜阳为治。

鲜生地四钱 鲜石斛三钱 炒生玉竹钱半 生石决明六钱 生牡蛎六钱 生白芍三钱 太子参一钱 制远志钱半 辰熟麦冬三钱 白薇三钱 川贝母三钱 灯心一九 鲜柠檬一斤 鲜梨汁半杯冲 萝卜汁一瓢冲

解析：患者服药后，睡眠、发热均有改善，曹炳章用药的疗效可以说是"指哪打哪"，取效非常精准。但是咳嗽仍有，而且咳嗽的性状出现了变化，有稠痰、带

089

ICU 中医的反思（二）：从现代视角解析传统急救医案

有血点，这与上一诊的干咳相比，是好转的表现，肺有津液可以产生痰，通过痰将邪气排出。曹炳章判断这种痰中带血，是肺中阴火，这是与实火相对而言，这种咳痰带血不考虑急性感染使然，不应该使用抗生素祛邪，而应该调理人体气机，使"阴火"回到应有的生理位置，以温煦人体，促进人体正常的生理功能。如果住在ICU每天监测血常规，这位患者的白细胞和C反应蛋白可能还是升高的，西医治疗还可以用抗生素，但此时使用抗生素，利弊之间，不好衡量，依我看是弊大于利。

这次处方是在上一诊处方上略作调整，重点解释几味新加的药。制远志，可以化痰，又能安神，相对偏温燥一些，患者的舌质已经转为淡润，是考虑用点温药的时候了；灯心草，可以清心除烦，针对烦热谵语，且这个药味道甘淡平和，不会伤正气；梨的用量明显增加，由原来的6g梨肉，增加为梨汁半杯（约100ml），新加萝卜汁一瓢（约500ml），都是为了增强润肺燥化痰的作用，萝卜还有辛散之性，润肺化痰又不滋腻，这是其优于梨汁之处。

初七日诊，左脉弦数，右浮芤而数，舌红渐淡，惟咳嗽黏痰不爽，兼咯血鼻衄，皆紫红夹凝瘀成块，此属肺胃热败而成败血，因火平热退，气血渐行常道，以致上焦热瘀也，血不能归入经隧，逼之上溢，而为咯血鼻血，亦佳兆，宜清血热，通络瘀为要。

捣鲜生地五钱　生锦纹四分　醋炒竹茹三钱　焦山栀三钱　仙鹤草四钱　丹皮炭钱半　川贝母三钱　东白薇三钱　降香五分　天花粉二钱　旋覆花三钱，包煎　鲜茅根廿支　鲜竹叶三十片

解析：患者新出现了出血症状。出血，在ICU危重患者中非常常见，我们除外外科相关出血如手术、创伤等，只谈内科出血。ICU患者发生出血，ICU医生一定不会认为这是"好事情"，凝血功能紊乱导致的出血、血小板减低导致的出血、应激性溃疡导致的出血，都是非常常见的，都需要ICU积极地进行止血治疗。只有中医才会认为治疗中出现的出血，有的是好事情，这个认识源远流长，最早记载是《伤寒论》太阳病篇，说"衄乃解"，鼻出血后邪热得以外泄，伤寒太阳病好了，这在生活中确实存在，尤其以前的农村，医疗资源很少的时候能观察到。此处，曹炳章说"因……而为咯血鼻血，亦佳兆"。现代也有医家如此看待出血，比如宣武医院神经内科中西医结合科高利教授，就认为急性脑出血并发的消化道出血，是瘀血有出路，是好现象。但是，ICU的西医遇到出血，无论如何不会同意

中医说的"是好现象",他一定认为持此说法的人"非愚昧无知"就是"已经疯掉"。这便是中西医对生命、对疾病的认知差异。

那么,回到这个具体的病例,对出血进行"佳兆"或"非佳兆"的判断,只是医生的一面之词,要在能否改善病情上"见真章"。曹炳章的判断很明确:患者病情危重时火热之邪很炽盛,火热之邪上炎,气血也随之上涌;现在经过治疗,火热之邪已经平息了,上逆之气也降了,但是随"火热之邪"和"上逆之气"一同上逆的血,却未能及时归位,留在了上焦变成了"瘀热";现在机体要把遗留的"瘀热"逼出体外,咯血鼻衄即是排邪的表现。因此说"亦佳兆也"。这是一个比较抽象的中医病机(中医病理生理学)解释,但解释有其合理性,如果是热盛动血,为什么不在疾病最危重的时候出血呢?现在危象都已经解除,在逐渐恢复的过程中,却出现了出血,如果这是一种"不好的出血",从血的性状也提示"败血",没有道理啊!曹炳章的这种判断,一定不是灵光闪现而来,而是具有中医的理论基础,又经过大量危重症患者的验证,才能形成的卓见。

曹炳章治疗用药其实很清淡,基本是因势利导,使用了 1.2g 生大黄、4.5g 丹皮炭、9g 焦栀子,以散瘀凉血,促进血归其经;用了 12g 仙鹤草、20 支鲜茅根,算是止血之特效药了,竹茹本身也有止血作用,醋竹茹收敛止血;降香、旋覆花是化裁《金匮》旋覆花汤,原理是降气、通络,以止血。通过咯血鼻衄把"瘀热"排了就可以了,后面就不会再出血了,这是止血的目的。

初八日诊,左弦数,右浮芤均已渐平,舌红润少津,咯血鼻衄已止,咳嗽亦减,惟便结不畅,小溲已长,间有潮热,此属浮游,余热未尽,再当生津滋液,育阴退热为治。

鲜生地五钱　鲜石斛三钱　破麦冬二钱　黑玄参四钱　东白薇三钱　地骨皮四钱　银柴胡三钱　生鳖甲三钱　生白芍三钱　生牡蛎八钱　川贝母三钱　淡竹叶廿片　鲜茅根十支

此方服两剂。

解析:患者服用 1 剂中药,突出的"咯血鼻衄"症状便已解除,病情进一步平稳。患者不再是"危症阶段",也即将脱离"重症阶段"。从这诊开始,考虑降低"医疗级别",由之前的每天诊 1 次,拟 1 方,改为 2 天诊 1 次,每方服 2 天。

"惟便结不畅,小溲已长,间有潮热"是这一诊提炼出的治疗关键点,"便结不畅"比起之前的腹泻,是好现象,但距离正常排便还需要一段时间调治;"小溲已长"是个非常重要"好转指标",提示津液已经明显恢复(不再有低血容量、严重缺液体的情况),气化功能也恢复正常(肾脏功能、心脏功能等,都基本恢复);"间有潮热",有时还有一阵发热,按照《伤寒论》的认识,潮热与便结同时见到即是阳明之热,治疗可以选用调胃承气汤一类,但患者显然不适合这种治疗。

后世温病学的发展,对于感染性疾病有了更深入的认识,发明了更多有效处方。曹炳章基于温病学理论,认为患者属于余热未尽,采用了"生津滋液,育阴退热"治法,处方使用增液汤加味,方中的鲜生地、鲜石斛、破麦冬、黑玄参、生白芍,此5味药物生津滋液育阴;东白薇、地骨皮、银柴胡、生鳖甲,此4味药物清退虚热;淡竹叶、鲜茅根2味鲜品,是清实热的药物,且有生津作用,协同前2组药物取效;生牡蛎是潜阳的,浮游之热,可以潜之;川贝母是延续对咳嗽等肺气不利症状的治疗。

初十日诊,按脉左弦滑,右濡数,潮热未退尽,咳嗽痰已爽吐,津液渐充,肺部结涎伏痰,亦得外出,故舌转红润软敛瘦小,再宜清热润肺。

鲜生地五钱 黑玄参四钱 淡天冬二钱 川贝母三钱 杜兜铃钱半 旋覆花三钱,包煎 地骨皮四钱 石决明六钱 鲜竹茹二钱 东白薇三钱 雅梨肉五钱 鲜茅根廿支 鲜枇杷叶四片,去毛

解析:患者服用上方2剂后,病症基本维持稳定,但仍有"潮热"和"咳痰"两个症状。此诊处方与上诊思路基本相同,加重了治咳嗽化痰的药物,方中用了川贝母、杜兜铃、旋覆花、鲜竹茹、鲜枇杷叶5味止咳化痰药物。

十一日诊,前方服一剂,昨夜十句钟,忽然烦躁胸闷,卧起不安,不寐,逾时即发细白痦,自胸口至腹部密布,摸之刺手,四肢甚少,背部则无,此阳明伏热盘踞卫分,因气津血液已冲足,而能送达重出肤表,自发痦后,烦热即退,胸腹周身较未发前更为舒畅,舌皮转红软,即寐多时,又下大便一次,色黑夹紫红瘀痰,此在里结热宿垢,则从大便而下,皆属余热肃清之佳兆,可无虑也,惟白痦虽充足,而卫分津液亦致虚,再当益胃滋液,扶元益阴,为其补助。

太子参一钱 米炒麦冬二钱 鲜石斛三钱 炒生玉竹钱半 川贝母三钱 生扁豆三钱 生牡蛎六钱 生白芍三钱 西紫菀三钱 五味子十四粒 东白薇三钱 雅梨肉五钱 鲜茅根廿支

此方服二剂,三日亦服此方。

解析:就在患者病情稳定,将要由"重症阶段"进入"恢复期"时,又出现病

医案十二：曹炳章伏暑下利危症案

情变化，这种情况也是 ICU 所有的危重患者经常出现的。患者于服药当晚出现烦躁不安，同时也有发热，如果在今日 ICU 住院治疗，首先要考虑是否为细菌入血引起之"菌血症"，需要抽血培养，并担忧可能出现的二重感染，如果治疗的积极一点，经验性的抗生素可能直接就用上了。但是，这位患者一阵烦躁之后，出现了白㾦，发热也随之而退，患者的周身不适症状也随之改善，这个过程即中医古代治疗外感病中，经常提及的"战汗"，只是这位患者的"战汗"不典型，白㾦即汗液聚集在表皮之下形成的晶莹的针尖大小的小水疱。烦躁发白㾦之后患者安睡，从这个过程来看，是好转的表现。

但此后患者又出现了便血，曹炳章在脉案里所记录的"色黑夹紫红瘀痰"，就是血块，这毫无疑问是"消化道出血"，从现代 ICU 角度来看，无论如何不能认为这是"好事"。患者 3 天以前刚出现过鼻衄和咯血，现在又出现"急性消化道"出血，无论如何要把止血治疗用上，至少用上质子泵抑制剂，如奥美拉唑或泮托拉唑 80mg＋生理盐水 100ml，快速静脉输注，继而再用奥美拉唑或泮托拉唑 80mg＋生理盐水 100ml，以每小时 8ml 的速度泵入，俗称"80＋8"，抑酸治疗消化道出血，除此外还要"禁食水"，使胃肠道充分休息。

从烦躁发热、到消化道出血，从现代 ICU 角度来看，可谓是"风波再起""险象再生"。但曹炳章却没有这么认为，他基于中医治疗外感病的理论认识和丰富的临床经验，并不认为便血有什么了不得，这不过是气血津液充沛之后，祛邪外出的表现，盘踞于气分的阳明伏热通过"白㾦"透发了出来；内结在胃肠的里热宿垢通过"便血"有了出路。

曹炳章对于目前的病症如何用药呢？他只从整体着眼，认为祛邪外出是消耗气津的，比如那一粒粒的"白㾦"就是由气津化生的，这个时候就是要补充人体的正气，因此采用"益胃滋液，扶元益阴"的治法补助人体正气，药物和上两次处方相比，把养阴药物大多换成益气兼养阴的药物，如太子参、炒生玉竹、扁豆。而且，开了 2 剂药，吃 2 天以后再复诊。全然没有把"消化道出血"当作很紧急的事情。

十二日下午三时诊，脉舌如昨，惟大便下血紫红成条成块，腹疼痛，此属下焦蓄血，夹肠间结热宿垢，从下溢由大便排泄而去，亦为肃清三焦之佳征，再当凉血清肠热。

ICU 中医的反思（二）：从现代视角解析传统急救医案

鲜生地五钱 鲜茅根三十支 鲜竹叶廿片 炒白芍三钱 东白薇三钱 生鳖甲三钱 炒黄芩钱半 炒苦参一钱 炒麦冬二钱 荆芥炭一钱

解析：曹炳章虽然如此的胸有成竹，但患者的消化道出血症状较前加重，血色较前更鲜红，量也更多，还伴有腹痛。如果这位患者在 ICU 经过了上述的禁食水、80＋8 止血治疗，仍然出血加重到像现在这样，会考虑将患者转运至胃肠镜室，行胃肠镜检查，寻找出血部位，如果能找到明确的出血部位，局部使用钛夹止血（原理就像用订书针将破口钉住一样）。

患者也因出血加重且伴腹痛，在还剩 1 天的药没有服用的情况下，再次请曹炳章出诊。曹炳章诊治后，仍然坚持患者的消化道出血是"下焦蓄血"排出了，是"三焦肃清"的好现象，虽然是这样说的（很有可能碍于情面），但用药上却毫不含糊地使用了止血药物，如炒白芍、炒黄芩、炒苦参、荆芥炭。这些药物也是在养阴的基础上使用的，目的是增强"凉血清肠热"的功效。而且还嘱咐了患者，如果便血停止，就继续服用上次剩余的那剂药。患者服药后果然停止了便血。十三日服用了剩余的药物。

十四日下午诊，昨服前方，今日大便欲解不解，小便涩痛，脉弦坚微数，舌淡红微胖，尖中浮垢已退，根苔微白黄腻，微寒微热，咳嗽稠黄痰，肝热袭肺，逗留不退，再当滋液清热，宣肺化痰。

鲜生地五钱 鲜石斛三钱 川贝母三钱 生鳖甲三钱 天花粉钱半 甘草梢一钱 东白薇三钱 焦栀皮钱半 瓜蒌皮钱半 木通一钱 淡竹茹二钱 淡竹叶廿片 鲜茅根廿支 枇杷叶四片，去毛

解析：患者"重症阶段"的插曲"便血"，经治疗痊愈。病情再次回到原来的平稳状态。经历发白痦及消化道出血，好不容易补回来的津液又大伤了，所以小便又见涩痛。

患者还有"微寒微热"症状，舌苔微白黄腻，均说明还有余邪未去，结合咳嗽稠黄痰，从现在 ICU 治疗寻找感染灶的角度考虑，还是存在肺炎，治疗的靶点在于"肺"。曹炳章也有同样的判断，但传统中医的认识更加独特，虽然病变部位在"肺"，但导致"肺热"的根源在于"肝"，是"肝热袭肺"。

围绕着"津伤""肝热""肺气不利"，拟定治法"滋液清热，宣肺化痰"。方中鲜生地、鲜石斛、天花粉生津而兼有清热之效；白薇、鳖甲、甘草梢、焦栀皮、

医案十二：曹炳章伏暑下利危症案

木通、淡竹叶、鲜茅根，清透、清利热邪，使热从表、从小便而出；川贝母、瓜蒌皮、淡竹茹、枇杷叶宣肺化痰而又不伤津液。

十五日诊，舌红苔微白，脉左沉弦，右濡缓，微寒微热，咳嗽黏痰，大便又下溏粪一次，小溲渐长，肝经余热刑肺，宜清肝润肺，和胃化痰。

北沙参三钱　米炒麦冬二钱　西紫菀三钱　黑玄参四钱　柿霜一钱　鲜石斛三钱　川贝母二钱　野百合三钱　旋覆花三钱，包煎　制远志钱半　淡竹茹二钱　炒知母钱半　枇杷叶三片，去毛

此方服二剂。

解析：患者病情仍然稳定，但还是有"肝热刑肺"症状，关键的好转之处在于二便：小便渐多说明津液恢复，解稀便1次并未见血。病机不变，故治则治法也不变，只是将方中药物略多调换，如小便渐长，川木通、淡竹叶、鲜茅根等利尿之品即去掉，以求药物与病症之间丝丝入扣。假如患者住在现代的ICU治疗，现在应该转出ICU，进入普通病房继续恢复了。患者病情稳定，故处方2剂。

十七日下午诊，脉已和缓，舌化淡红，咳嗽已少，大便转黄，语声爽亮，胃纳渐动，病候已除，元神未复，再当调胃扶元，清肺化痰。

北沙参三钱　米炒麦冬二钱　鲜石斛三钱　怀山药三钱　原打野百合三钱　川贝母二钱　制远志钱半　旋覆花三钱，包煎　真柿霜一钱　枇杷叶四片，去毛

此方服两剂。

解析：切诊脉象和缓，提示邪气已去，正气有来复之象。闻诊语声爽亮、问诊大便转黄、食欲萌动，均是正气来复之象。"病候已除，元神未复"是曹炳章对患者刻下状态的高度概括，患者由此正式进入恢复期阶段，用药以调理身体功能复原为主要方向。在这个过程中，余邪可能仍会小有反复，只需略在扶正调理的基础上，稍稍加药祛邪即可。此诊治疗的重点是"调胃扶元"，让脾胃能恢复正常的饮食摄入；其次是"清肺化痰"，让遗留的肺系症状康复。

十九日午一诊，脉仍和缓，两手均平，舌淡红，尖苔微白，咳嗽痰少，大便二日不解，胃纳虽动，尚不多进，仍宜养液敛肺，宣肺醒胃。

鲜石斛三钱　米炒麦冬二钱　炒白芍三钱　炒乌梅肉五分　全瓜蒌四钱　新会白五分　宣木瓜一钱　辰砂一钱　茯神四钱　广郁金二钱　制远志钱半　苦丁茶二钱　车前子三钱　鲜竹叶十四片

ICU 中医的反思（二）：从现代视角解析传统急救医案

此方服二剂。

廿一日午后诊，脉弦紧微数，舌心红润，两畔滑腻，尖白燥，咳嗽已稀，溲黄，大便自十六日解后尚未下，心经尚有留热，肺气因此失降，故舌心红润，两畔滑腻，尖反白燥，此属肝肾阴火凌心，再当凉心宣达肺气以传导，以肾阴火下行为宜。

鲜生地五钱　淡天冬二钱　全瓜蒌六钱　光杏仁三钱　淡竹茹二钱　西紫菀三钱　黑芝麻三钱　女贞子三钱　苦丁茶二钱　白前三钱　霍石斛三钱　焦栀皮钱半　车前子三钱　枇杷叶四片，去毛

廿六日午后诊，服前方一剂，廿二日下大便一次甚多，又服一剂，大便至今日尚未下，惟胃纳略增，能吃厚粥，脉已和缓，舌淡红，精神渐强，起坐自如，惜乎大便不能，再以益气滋肾阴为要。

盐水炒潞党二钱　青盐三分　熟地四钱　淡苁蓉三钱　生白芍三钱　生牡蛎四钱　炒麦冬二钱　怀山药三钱，原打　黑玄参五钱　黑芝麻三钱　霍石斛三钱　生鳖甲三钱　炒乌梅肉五分

此方服四帖后，廿九日及十月初一日大便各下一次，下时肚热痛，燥屎成坚颗，下后腹部甚爽快，粥不充饥，已吃软饭，能步行数武。

解析：这位患者历次的舌象转变为："舌绛短而硬，焦黑无津"→"舌绛仍干硬而短"→"舌虽绛燥，而已软，渐能伸长"→"舌绛转润而胖"→"舌红渐淡"→"舌红润少津"→"舌转红润软敛瘦小"→"舌皮转红软"→"舌淡红微胖，尖中浮垢已退，根苔微白黄腻"→"舌红苔微白"→"舌淡红，尖苔微白"→"舌心红润，两畔滑腻，尖白燥"。

ICU 的重症感染患者，常能观察到舌质红绛舌苔薄黄而干，进一步热邪炽盛会出现舌苔转为微焦黑之苔，随着热毒祛除，阳气之损耗也逐渐显露，舌象转为淡胖舌、白腻润苔，进一步随着阳气恢复，脾胃运化正常，舌质再转为淡红舌，舌苔渐退生出新的薄白苔。

十月初一日下午二句钟诊，适大便下过，舌脉均平，而有神采，语言爽亮，胃强极欲多食，余嘱看护人，不与多食，惟分多次频频与其食，庶几少食易消化，化尽再与食，可免食复之累。惟肢体仍无力，复用前法加减治之。

大熟地四钱　淡苁蓉三钱　淡天冬二钱　黑玄参四钱　炒麦冬二钱　生白芍三钱　霍石斛三钱　炒麦仁三钱　怀山药三钱，原打　黑芝麻三钱　盐水炒潞党三钱　制远志钱半

服四剂。自服此方后，大便二日一解，是日已吃饭，惟油腻仍禁食，盖是病

新瘥后,若早食油腻黏滞各物,必面黄起油光而大面,气力倦怠,动作气促自汗,或转便溏足肿,及至不易复原,饭菜嘱用熟萝卜、咸菜、笋干开养汤清汁之品,庶不致停满,如此调养,至初八九日,胃纳大进,较未病时尚增,精神日强,步履亦能回复常态。

解析: 此段对于胃肠功能的调护方法,和对营养的补给策略,对于现在的ICU仍有启发。现代医学最早可以开始鼻饲营养,后来可以静脉营养,但是患者到底需要多少营养,并没有人考虑过,只是按照正常人需要的量供给,患者的死亡率很高,经过对照研究,提出ICU危重症患者,在急性感染状态还未控制时,应采取"允许性低热卡"的喂养理念,此即《素问·热论》所说之"热病多食则遗,食肉则复"。但对于感染恢复期,并不太注重营养的个体化。

曹炳章明确提出"胃强极欲多食,余嘱看护人,不与多食,惟分多次频频与其食,庶几少食易消化,化尽再与食,可免食复之累",这是值得借鉴的,能知道饿是好事情,但胃肠功能完全恢复到正常还需要一个循序渐进的过程(图10)。

初十日午后复诊,面黄已退,白而肥满,手臂亦生肉,肌肤自落屑后亦红润白嫩如常,病容脱除,已复原状矣,再拟补益心脾法,以归脾汤加味治之。

大熟地四钱　炒潞党三钱　炙芪三钱　生白术钱半　茯神三钱　炒白芍三钱　炒麦仁三钱　白归身二钱　炒麦冬二钱　制远志钱半　枸杞子二钱　新会白八分　桂圆肉五枚

服亦贴后不服药,止此竟功。

按此证本属夏秋常有之病,且无留案之必要,然此君素体怯弱,其病由轻而重,由重而入危险之途,复能脱离危险,而至回复原状,其中经过许多变化,尚能方方得力,步步见效,犹能一方不缺,一手奏功,一切调养,亦能惟余命是从,病家有此诚心,医家负责设法,而能收此效果,故余谓此案不独为临床之实录,亦可谓治斯病之殷鉴耳,故录之以刊诸报端,是否有常,质诸同人教正之,中华民国十四年十月十五日四明曹炳章附志。(《曹炳章医学论文集·伏暑下利危症治验案》)

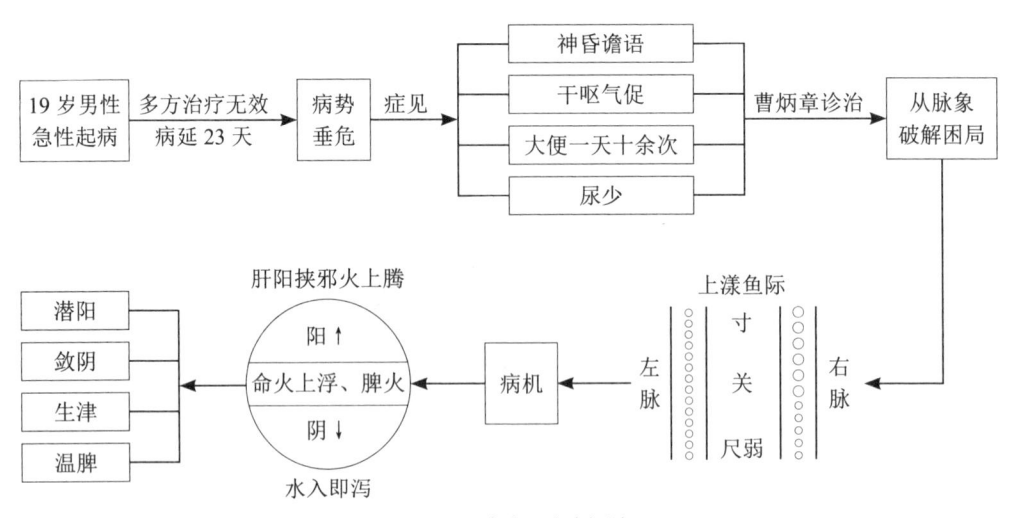

ICU 中医的反思（二）：从现代视角解析传统急救医案

图 10　医案十二治病经过

> **小结**：这则医案，患者在发病后 23 天，始求诊于曹炳章。虽然前 23 天的治疗没能阻断病势，但也没有明显的误治，因此归为"病情自然进展加重类"医案。医案每一诊次都详细记录了脉案、药物、剂量，以及服药后的变化，故属于质量级别最高级的医案，归为 1a 级。
>
> 这个患者如果在就诊曹炳章时，收治于今天的 ICU，可以明确地诊断：脓毒症、细菌性食物中毒——胃肠型、急性肾损伤、电解质紊乱、代谢性酸中毒、低蛋白血症、肝功能损伤、凝血功能紊乱（后续有 2 次出血）。
>
> 曹炳章在最后一段结语中说"此君素体怯弱，其病由轻而重，由重而入危险之途，复能脱离危险，而至回复原状，其中经过许多变化，尚能方方得力，步步见效，犹能一方不缺，一手奏功，一切调养，亦能惟余命是从，病家有此诚心，医家负责设法，而能收此效果"，这个过程即当今 ICU 工作的过程——由重而入危险之途，复能脱离危险，"其中经过许多变化，尚能方方得力，步步见效"即与今日 ICU 之治疗精髓相通，ICU 能将垂危患者成功挽救，所凭借的就是精细化的管理、全方位的治疗，将疾病过程中的种种致命并发症——化解。

这个医案特别精彩，可以说是，完整再现了"古代的ICU救治"，这个过程在现代ICU，无论如何都不会再现了，这个医案虽然不能再现，但其体现的治疗理念，作为一面镜子，时刻可以拿来，对现代的ICU治疗进行一波反思。

这些治疗现象，为什么再也没有人报道了？因为在ICU再也不会出现了，现代医学治疗的干预，造就了多少古代中医视角下的"误治"和"坏病"呢？

医案十三：周小农妊娠伏暑案

【医案背景】

本则医案为周小农（周小农之生平及医学成就，见"医案七：周小农温病案"）于庚申年（1920年）九月诊治。患者是李阿泉的妻子，家住在无锡惠山张祠（即今日无锡市惠山镇张中丞庙）一带。患者是因新产后病危而请周小农诊治，但在妊娠期间即罹患有两种感染性疾病，一种是慢性的感染（劳热），表现为时有低热、虚弱症状；另一种是分娩前不久所患急性感染性疾病（伏暑）。分娩后3天，病情突然加重，先后请王姓和唐姓医生诊治1周，病情未见改善，乃改请名医周小农诊治，最终治愈。诊治过程跌宕起伏，充分体现了周氏精于审证、果敢处方、多途径给药之危重症救治特色。

【医案分类和质量分级】

这则医案从发病形式来看，属于发病日久，迁延加重转危，进展为脓毒症。医案的记录形式为原始脉案汇总，但缺乏药物剂量，故其质量级别为2级。

【医案正文及解析】

李阿泉之妻，住慧山张祠。向有劳热。庚申八月怀妊患伏暑，九月初一日产女之后，热退。初三日食面，身热起伏，热炽神迷，渐加咳喘。

初五日王医诊：产后寒热咳痰，少腹痛，风邪挟瘀在表及里，极难治之候也。

丹参　半夏　橘红　五灵脂　蒲黄　楂炭　木通　竹茹　象贝母　前胡

赤苓益母草汤煎。人参回生丹一粒。

王复诊：加浮海石。

解析：患者八月罹患急性感染性疾病（伏暑），在九月初一分娩之前，处于发热状态。分娩之后为何会热退呢？古代接生技术远不如今日发达，生产过程中会伴随失血、疼痛导致大量出汗，能起到退热的作用。但这只是暂时热退，并不意味着感染性疾病得到了治愈。随着汗出的减少，热邪再次郁积而发热，所以初三再次发热，"食面"只是一个事件点，并非因"食面"而引起发热反复。患者因为发热持续加重，最终（九月十三）出现"神迷"（意识改变）、"咳喘"（呼吸频率≥22次/分），qSOFA评分2分，病情危重，达到脓毒症标准。

王医生（九月初五）前来诊治时，病情尚未达危重状态。产后发热最常见的就是"恶露不行"导致的发热,即现代西医产科所说之产褥热,因产道、子宫的感染而引起的发热。王医生之诊治思路非常清晰,除了看到外在的寒热、咳痰症状外,也识别出了"少腹痛"这一产褥热的重要体征。王医生还判断出病情复杂难治。治疗用药重点针对产褥热,方中除半夏、橘红、浙贝母、前胡针对肺系之咳痰之外,其余均为活血通经之品。

人参回生丹:出自《万病回春》,主治孕产之疾,功效繁多,此处取其治疗产后"恶露上攻,昏闷不省,喘促汗出,及恶露不下,脐腹冷痛,寒热往来"。此丹由大黄末500g(加醋500ml煮为膏),苏木60g煮水,红花90g用酒煮,黑豆200g煮水;上述4种药液煎煮混合后,加入以下药粉制成丸药:当归、川芎、熟地、茯苓、苍术、香附、乌药、延胡索、桃仁、蒲黄、牛膝各30g,白芍、甘草、陈皮、木香、三棱、五灵脂、羌活、地榆、山萸肉各15g,人参、白术、青皮、木瓜各9g,良姜12g、乳没3g。

患者服药1剂之后,病情无明显变化,王医生(九月初六)复诊时加入海浮石以化热痰。服用海浮石之方仍无好转,家属便请了另一位唐姓医生诊治。

初八日唐医诊:寒热,胸痞,呕恶,起伏之象,深防成产后肝疟。

前 香 蒿 芍 半 郁 苓 神 藿 贝 归身 竹茹 陈皮 百合 枇杷叶

解析:唐医生的诊治水平不及王医生,从用药来看主要是对症治疗,在诊断层面缺乏对"病"的清晰认识,又提出一个新病名"产后肝疟",徒增病家之混乱。周小农在整理本则医案时,对于唐医生之脉案只做了简要记录,药物均为缩写,想必也是因其理法不够清晰,故无完整摘录之必要。

十二日又王诊:汗出统体,外邪解矣。气促痰多,肺热尚盛。右脉弦急,非产后所宜,候商。

甜葶苈 桑皮 杏仁 浮海石 川贝母 苏子 兜铃 粉沙参 竹茹 青铅 玄精石 滑石 枇杷叶 沉香

解析:初九、初十、十一这3天,患者是否接受治疗无从得知。九月十二再次请王医生诊治,王医生凭借丰富的临床经验,仍能清晰地认识到病之危险难治。"汗出统体,外邪解矣",既点明了患者刻多汗的症状,也有一层含义是针对唐姓医生过用温燥迫汗而出的委婉批评;"气促痰多,肺热尚盛"是患者最关键的问题,从ICU视角来看,这是已经出现了致命的呼吸衰竭。王医生深知此刻要化痰平喘才

101

ICU 中医的反思（二）：从现代视角解析传统急救医案

有可能保命，至于产褥之感染暂时已不必考虑。用药是清一色的化痰纳气平喘之品。王医生的诊治非常合理，只是病势危急，诊治风险太高，在脉案中写出"非产后所宜""候商"，这是为另请高明、敬谢不敏所做之铺垫。

至此王医告辞，十三日乃延余诊：产后恶露五日即停，身热甚炽，神迷呕恶，乳通复闭，咳嗽痰黄胶黏，气喘无片刻之停，鼻扇窍黑无涕，口渴引饮，汗多易泄，脘中按之作痛，腹坚，少腹亦痛。脉数滑，右搏动，舌苔黄腻。问有兼证否，述知曾因人货项恫吓，气忿动肝。产后气喘鼻扇，均为危候，矧阴虚之体乎。姑拟清热化痰，理气行瘀。恰交霜降，慎之。

青蒿梗 紫菀 冬瓜子 川贝母 郁金 辰滑石 莪术 娑罗子 竹茹 玄胡 鬼箭羽 丹皮 泡射干 杏仁 枇杷叶 沙参 茅根

另血竭、没药、伽喃香、血珀、猴枣，研末服。

解析： 由周小农后续脉案中写道的"停药后冬令，余往慧山，邀诊"可知，周小农名倾一时，惠山一带有病者请其出诊，本患者家属听闻便连忙请之前来诊视，以求最后一线希望。如果以今日之医疗环境来类比，家属起初请王姓、唐姓医生诊治，相当于就诊了"当地两家医院"，最后告诉已经无能力救治，请周小农诊治，便相当于抱着最后一线希望，不惜花费重金"转往大城市一流三甲医院"抢救了。此时的医患关系是非常和谐的，家属对于医生的医嘱执行程度最高。

按照现代 ICU 的临床思维，此患者的病情可分析如下。

1. 感染方面：患者存在产褥感染、肺炎、肢体疮疡三种。"产后五日恶露即停""乳通复闭"，即产褥感染之表现。乳腺与子宫均为肝经所过，恶露不行、乳汁不通均是肝经瘀滞之表现。"咳嗽痰黄胶黏，气喘无片刻之停"即肺炎表现。由十四日、十六日脉案之"腿部亦痛""腿右滞痛""尚恐转变外疡"可知，存在腿部疮疡待发。

2. 神志方面：患者因重症感染，导致脓毒症、脓毒症脑病，故出现了"神迷"，即昏迷。但此时很难区分是三处感染中的哪一处，引起了神志的改变，从危重程度来看，肺炎导致的可能性最大。

3. 呼吸方面：患者因为肺炎，痰热闭阻肺气，已经出现呼吸衰竭，故呼吸频率增快，呼吸时鼻翼扇动提示呼吸非常窘迫，是病情危重的表现，如果患者收治于现代的 ICU 治疗，已经需要气管插管呼吸机辅助通气了。

4. 容量方面：患者发热数日、汗出，一定伴有循环血容量的不足。在现代 ICU

可以使用多种方法测定，简单的如监测血压和心率、乳酸，稍微复杂一些如放置深静脉导管监测中心静脉压（CVP）、使用床旁超声判断下腔静脉变异率等。周小农说"矧（shěn，况且之义）阴虚之体"即涵盖了容量不足，但容量不足远不能与阴虚画等号。这种"阴虚之体"也绝非ICU常用之补液、液体复苏所能恢复。

5. 胃肠方面：患者存在胃肠功能障碍，表现为"呕恶""脘中按之作痛，腹坚，少腹亦痛"，现代医学ICU医疗对于胃肠功能障碍至今缺乏有效干预手段。

周小农对于本病的认识，有与现代ICU思维重合之处，其把握到治疗的关键点在于"养阴＋清热化痰"以改善痰热闭肺之危症状态，"理气行瘀"针对恶露不行，用药中也多处兼顾胃肠功能，其在诊查时能注重腹部之切诊，即是关注胃肠之体现。胃肠，是中医治疗重症感染性疾病之关键点。研末冲服的药物蕴含了急救的关键之品，猴枣粉豁痰定喘、伽喃香纳气平喘以治肺；血竭、没药、琥珀粉活血行瘀治恶露不行。汤药处方中，沙参益气养阴化痰；紫菀、冬瓜子、川贝母、竹茹、泡射干、杏仁、枇杷叶理肺气化痰浊；青蒿梗、辰滑石、茅根分消湿浊兼能退热；娑罗子理气和胃；莪术、延胡索、鬼箭羽、牡丹皮、郁金破血通经，既能治疗恶露不行，又可治疗脘腹之窒痛。

十四日复诊：气喘略减，鼻扇窍黑无涕，身热未起，咳嗽痰浓口渴，溲赤如血，脘窒，右胁引痛，腿部亦痛，瘀滞不行，便秘不解。肺气窒，自汗喘逆，尚在险途。

白薇 蒿梗 丹皮 金铃子 玄胡 冬甜瓜子 金沸草 沙参 麦冬 紫菀 甜杏 兜铃 通草 蒌霜

另赭石，苏木，茅根，枇杷叶，青铅，先煎代水。

另用川贝母，猴枣，龙涎，伽楠，血珀，雄精，取末，竹沥温热，调服。

解析：患者服药1剂症状开始改善，气喘略减，说明呼吸衰竭没有继续进展，生命垂危状态已被阻断，这是治疗最大的成效；发热已退，说明邪气渐衰。用药思路仍延续上诊，冲服方中猴枣粉、竹沥是豁痰的关键药。竹沥被广泛应用于古代中风痰阻气道的抢救，川贝粉、雄黄粉均为清化热痰之品，伽喃香纳气平喘，龙涎香、琥珀粉破血通经。煎汤代水方中赭石、青铅为镇气化痰之用；苏木活血通经；茅根、枇杷叶见于上诊处方，此处虽未记载剂量，但从煎汤代水的用法来推测，这2味药物用量较大，"溲赤如血"，故加大茅根用量以清热养阴导热自小便而出。汤药处方中冬甜瓜子、金沸草、紫菀、甜杏、兜铃、瓜蒌霜7味药理肺化痰；白薇退热，蒿梗、通草分消湿浊兼能退热；牡丹皮、金铃子、延胡索活血止痛；沙参、麦冬益气养阴。

十六日诊：大便先通，气喘大平，鼻扇已定。恶露既行不多，自汗已少，腹痛已减，脘痛未止，咳频，右胁作痛，腿右滞痛，鼻煤未润，溲色已淡，脉右尚数，左软。是余热留恋，瘀滞未畅，气阴交亏，尚恐转变外疡。

白薇 蒿梗 丹参 沙参 麦冬 甜杏 瓜瓣 旋覆 新绛 橘叶络 娑罗子 紫菀 蒌皮 鬼箭羽

另白茅根，菜菔，青葱，梨肉，枇杷叶先煎。

末药用川贝母，龙涎，没药，藏红花，血珀，研细服。

外治用莪术，归尾，炙乳没，甲片，血竭，鬼箭羽，研细，摊膏药三枚，一贴脐下，一贴右胁，一贴腿叉骨痛处。

解析：患者经治2天，呼吸衰竭已基本纠正，故"气喘大平，鼻扇已定"，在周小农看来，胃肠功能改善而大便先通，是取效的关键点。疗效之迅速，比之今日ICU治疗有过之而无不及。恶露已行、腹痛已止，产褥之感染已可不用担忧，而右胁疼痛突出，表明肺炎之胸膜刺激症状已显露。处方用药转以治肺为主，仅在冲服末药中保留了龙涎香、没药、藏红花、琥珀粉4味药，汤药中保留了鬼箭羽1味药物，以活血痛经；余药均侧重于理肺化痰，需要指出的是，旋覆花、新绛、青葱为《金匮》之旋覆花汤，为治疗胸胁痛之经典处方，配伍橘叶络是协同增效。外治方特色鲜明，均为活血止痛之药物，所贴的三个部位恰好是三处感染灶。

廿二日诊：恶露已少，内热、口渴、咳嗽尚有三成，痰转稀薄，溲色尚红，鼻煤减，有涕，右腿滞痛有形。瘀血入络，伏邪挟痰未撤，故右脉尚数，苔黄唇干。未宜大意，防成蓐劳。

兜铃 桑皮 枯黄芩 黑山栀 冬甜瓜子 光甜杏仁 青蒿子 白薇 粉沙参 蛤粉 新绛 旋覆 橘叶络 鬼箭羽 蒌皮 象川贝母 茅苇茎

另血珀，没药，麝香，藏红花，蛰虫，研末服。

恶露又行，右腿滞痛已减，惟下午复热。原方加减，三剂而安。

解析：十六日至二十二日间隔6天，这6天之内应该一直沿用同一方案。患者此刻已经进入恢复期，重在用药促进恢复。由"右脉尚数，苔黄唇干"知仍有余邪，古代医家不能像今日一样监测白细胞、C反应蛋白等炎症指标，但可以通过望诊、切诊以判断感染是否彻底得以控制。蓐劳,是指产褥感染由急性转为慢性。

停药后冬令,余往慧山,邀诊。内热连绵,虚咳,无力起床。脉虚数,初按如沸,再按软如絮,有蓐劳之象。为拟清补方。以其畏药失于调补,辛酉春,余劝服丸方一料,补益而痊愈。

丸方附后:向有劳热,勉强早婚。去秋伏邪挟风温,热甚咳喘,产后瘀闭,鼻扇气促,当以感气、伏热、风邪三证兼化瘀着手。病退之后,劳热交节则甚,溲则澄白,咳则早暮二作,肢寒无力,蓐劳堪虞。拟养脏阴,固卫气,滋奇经,理气郁,为丸长服。

归身 白芍 生地 萸肉 冬虫夏草 白薇 萆薢 丹皮 山药 麦冬 珠儿参 草河车 五味子 牡蛎粉 獭肝 黄柏 蛤蚧 金铃子

龟鹿二仙膏,炼轻蜜丸一料。

解析:危重患者的康复越来越受到重视,ICU门诊在逐渐地兴起,以指导从ICU走出来的患者的康复。这位患者从九月十二至二十二这10天,经历危重病的打击,这个病程恰好与产褥期重复,患者的康复更加困难。入冬之后仍未完全康复,低热、咳嗽、虚弱、卧床,所以在周小农前来慧山出诊时,家属再次请其诊视。但患者本人因为不愿意再服中药汤剂,导致此次所拟之清补方未能使用。在患者的危重状态得到改善后,神志转清、主观能动性增强,会出现治疗依从性变差的趋势,这在ICU是非常常见的。而畏惧服用汤药的人,古今皆有,现代尤其多,因为有丰富的现代医学疗法可供选择。这位患者直到1921年的春天仍然有间断低热、疲乏、怕冷、小便白浊的病症,此外,这位患者素有"劳热"。"劳热"是一个笼统的疾病概念,根据周小农脉案推断,应是患有结核一类的疾病,方中所用之獭肝也是古代专门治疗肺痨的。周小农通过改变剂型解决了患者畏惧服药的问题,丸方由18味药物和1种成药组成,以归身、白芍、生地、萸肉、麦冬、獭肝养阴血;珠儿参、山药益气养阴;冬虫夏草、蛤蚧温阳填精;龟鹿二仙膏阴阳同补以滋养奇经;白薇、牡丹皮以清透虚热;萆薢、草河车、黄柏、金铃子利湿清热理气;五味子、牡蛎粉酸涩收敛以固卫气。患者最终不仅疾病康复,而且能正常产育子女(图11)。

服后,虚热、溲白、咳嗽、肢寒均止。逾年又孕育,茁壮异常。(《周小农医案》)

ICU 中医的反思（二）：从现代视角解析传统急救医案

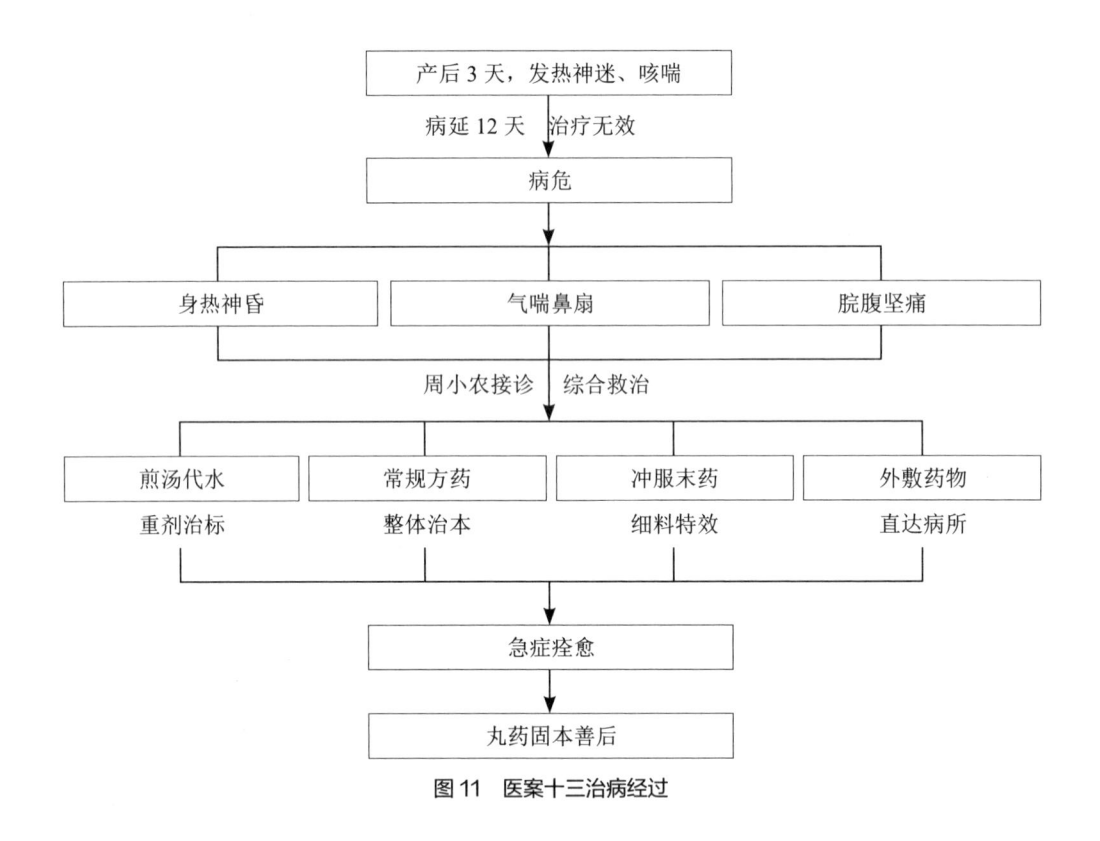

```
         ┌─────────────────────────────┐
         │  产后 3 天，发热神迷、咳喘  │
         └─────────────────────────────┘
                      │
            病延 12 天  治疗无效
                      │
              ┌──────────────┐
              │     病危     │
              └──────────────┘
                      │
      ┌───────────────┼───────────────┐
┌───────────┐  ┌──────────────┐  ┌──────────────┐
│ 身热神昏  │  │  气喘鼻扇    │  │  脘腹坚痛    │
└───────────┘  └──────────────┘  └──────────────┘
                      │
            周小农接诊 │ 综合救治
                      │
   ┌──────────┬───────┴───────┬──────────┐
┌────────┐ ┌────────┐ ┌────────┐ ┌────────┐
│煎汤代水│ │常规方药│ │冲服末药│ │外敷药物│
└────────┘ └────────┘ └────────┘ └────────┘
 重剂治标   整体治本   细料特效   直达病所
                      │
              ┌──────────────┐
              │   急症痊愈   │
              └──────────────┘
                      │
              ┌──────────────┐
              │ 丸药固本善后 │
              └──────────────┘
```

图 11　医案十三治病经过

小结： 本患者病情危重，即使在今日 ICU 救治也颇费周折。首先是诊断的问题，患者的感染灶较多，虽可以借助 CT 扫描、超声以明确肺部、腹部、腿部软组织感染情况，但是如果三处都有感染，如何分清楚每个感染灶对疾病危重症程度的贡献？这对于 ICU 医生来说太难了，工作的思维习惯是提倡"一元论"，故难以驾驭"三元"交织；诊断之后再谈治疗，加上难以鉴别主次，如何选用抗生素治疗，既达到广覆盖，又能解决主要矛盾，仍然很难；如果是产褥感染，或腿部的脓肿，还需要借助外科的干预进行引流，这些均增加了 ICU 治疗的难度。周小农从中医角度的"模糊"处理反而体现了一定的优势：既然三处都有疼痛，无论真假均把药用上，"摊膏药三枚，一贴脐下，一贴右胁，一贴腿叉骨痛处"，直接通过外治法避免了内科治疗如何选择广谱抗生素广覆盖的纠结。而周小农抢救危重的过程，已经在每诊次之下进行了分析，此处不再赘述。

医案十四：柳宝诒伏温案

【医案背景】

本则医案为柳宝诒诊治。柳宝诒（1842—1901年），字谷孙，江苏江阴人，早年考科举兼行医，曾于光绪十一年（1885年）以优贡入京，担任正红旗官学（今北京阜成门内原巡捕厅胡同处）教习（试用）。旅居京师期间柳宝诒仍坚持行医，后因失望于仕途，回乡行医，创办致和堂药店，现今药店仍在，已成为中华老字号店铺。柳宝诒学验俱丰，流传最广的著作为《温热逢源》和《柳选四家医案》，《温热逢源》重在论述"伏气温病"，是一部重症感染救治的专著，在温病学术史上有重要的地位。所谓"伏气温病"即发病便是危重症，与当今ICU所收治之重症感染患者高度一致，基于ICU医疗实践重新解析《温热逢源》，意义非凡。

【医案分类和质量分级】

对于患者发病日期亦无明确记载，但由"伏温初起"可知发病时间很短，结合二诊脉案中"此证发作数日，而表热不扬"的记录，推知患者就诊柳宝诒时在发病1周之内。患者属于发病即为危重症，是脓毒症中病情最凶险的一种类型。医案记录形式完备，归类为1a级。

【医案正文及解析】

左。伏温初起，热势郁而未达。适当肝气挟发、多饮酸酢，因致小水不通者数日，耳聋神躁，足冷无汗，肢节痛强，时复昏倦。脉细弱不鼓，温邪伏于少阴，欲达不达，势恐内溃于阴，易生变动。刻下诸窍皆闭，而小便尤急。姑与助阴托邪，佐以导赤疏腑，冀有松机再议。

大生地制附子四钱，煎汁，拌，炒干　玄参　桂枝　淡芩酒炒　西洋参生切　鲜生地豆豉同打　羚羊角先煎　川独活　生枳实姜汁拌，炒干　细川连姜汁炒　竹二青姜汁炒

解析： 初诊医案，对于患者的基本信息未做太多记录，只知患者为男性。患者出现意识改变（耳聋神躁、时复昏倦）、收缩压＜100mmHg（足冷无汗、脉细弱不鼓），qSOFA评分已达到2分，病情危重。柳宝诒指出"诸窍皆闭"，这是中医对于危重症病机的重要认识，"诸窍"是气机升降出入之关窍，窍闭则气不行，"出入废则神机化灭，升降息则气立孤危"。

在"诸窍皆闭"中，柳宝诒首先关注患者的"小便不通"。从ICU角度来看这

ICU中医的反思（二）：从现代视角解析传统急救医案

位患者的"小便不通"，有以下三个方面：①容量缺乏；②肾脏损伤（查血会出现肌酐升高）；③尿道问题，尿液潴留在膀胱。从柳宝诒脉案中所说的"适当肝气挟发、多饮酸酢，因致小水不通者数日"来看，其认为属于第三种情况，因为中医学认为多进食酸物会导致癃闭，癃闭即小便在膀胱不能由尿道排出。《素问·标本病传论》说"大小不利治其标，大小利治其本"，患者小便不通，故柳宝诒说"小便尤急"。但如果真的是尿液潴留在膀胱不能排出，患者断然不是目前的症状，也不可能持续"数日"之久。通过分析可知，患者已经存在肾脏损伤和容量不足。

柳宝诒在脉案中对患者诊断为"温邪伏于少阴"，因患者发病见"脉细弱不鼓"即少阴病之"脉微细"也；"耳聋神躁、时复昏倦"即少阴病之"但欲寐"也；"足冷无汗，肢节痛强"即少阴病之"手足冷"也。完全符合《伤寒论》中"少阴病"诊断标准，而治疗原则即透邪外达三阳。

柳宝诒所拟处方，我们先不看其炮制，方中的药物：大生地、鲜生地、玄参（养阴药），西洋参（益气养阴药），羚羊角（清肝透邪药），淡芩、细川连（清热解毒药），生枳实、竹二青即竹茹（理气化痰药），桂枝、川独活（温经散邪药），总体治疗原则是以养阴益气、清热解毒为主，理气和温经散寒（针对患者肢节强痛）为辅，除桂枝、川独活2味为温性药物外，其余均为寒凉之品。但柳宝诒采取特殊的炮制之法，使全方达到更"独特"的疗效。

大生地制附子12g煎汁拌炒，则生地之中已融入附子温经散邪之效。

鲜生地、豆豉同打，此法首见于《肘后方》名为"黑膏"，豆豉性温可以散邪，二者同捣用于宣透阴分之邪气。

淡黄芩酒炒、细川黄连姜汁炒，借用酒和姜汁的温散之性，避免芩连苦寒郁遏气机的副作用；生枳实、竹二青均用姜汁炒，也是同理。

二诊：伏温发于少阴，在肾脏先虚之人，不能托邪外达。病发之初，不见三阳热象，其邪留滞阴分，每每乘脏气之虚，窜入厥阴，即成险候。此证发作数日，而表热不扬。前与透邪导腑，小便畅行，足冷转温。里气似有通达之机，而热象仍伏。腰痛脊强，脉象沉细不数，是邪机内郁，尚未化热也。其气逆作呕，舌苔灰燥，神情昏倦模糊，时或痉掣，里伏之热已窜阳明厥阴之象。盖肾阴亏则不能鼓邪；肝火盛则易于引入。设热势蒸郁，而遗于少阴，陷于厥阴，则危候迭出，即难措手。此时邪正相搏，正当吃紧关头，所难者用透发之剂，恐邪不外达，而转助其焰；若用养阴清化，则循题敷衍，难以平稳，而药不能胜病。且恐邪机得清凉而愈形郁伏，均非策之善者也。考伏温治法，自金元以来，诸家所论，虽各有见地，而总未能源流贯彻，惟喻氏《尚论后篇》，于未化热者，有温经托邪一法；已化热者，有养阴托邪一法。此证在已化未化之间，则温经养阴，固当兼用。况厥阴已为热扰，胃气逆而不降，虽属标病，亦宜兼顾。再《伤寒论》本有少阴病二三日口燥咽干者急下之例。盖诚恐热燔阴铄，少阴真水有立涸之势，故此证于救阴托邪中；宜兼泄热存阴之意，乃为周密。兹拟依喻氏托邪为主，参入清肝泄热之品，望其热邪外达，乃可着手。

大生地切薄片，用大附块煎汁，煎好去附　玄参　豆豉　西洋参切片　广皮　鲜石斛　小枳实元明粉化水拌磨，冲　锦纹大黄　鲜竹茹姜汁炒　参须另煎代茶

解析：《伤寒论·辨太阳病脉证并治》云："病有发热恶寒者，发于阳也；无热恶寒者，发于阴也。"患者起病不见"三阳热象"，故属于病发于阴分。柳宝诒不厌其烦，反复论述之伏气温病，即指此而言。柳宝诒所处之时代，"卫气营血"和"三焦"传变已经非常流行，但柳宝诒在极力发挥伏气温病学说时并未采用前两种学说，而是精研《伤寒论》，结合"六经病"之发病特点认识伏气温病之传变规律，这是因"伏气温病"的发病规律是起病即为"无热恶寒者，发于阴也"，这一点很难用"卫气营血"或"三焦"传变概括；"伏气温病"发病即为重症，这在"卫气营血"传变中只能笼统归纳为"逆传心包"，很难再细化传变过程，指导具体治疗。柳宝诒所著《温热逢源》极力阐明"伏气温病"之传变与证治，全书共分为三卷，上卷是注释经典著作中之"伏气温病"，中卷是注释各家著作中之"伏气温病"，下卷为原创性内容，其中"伏邪外发须辨六经形证""伏温从少阴初发证治""伏温由少阴外达三阳证治""伏温化热郁于少阴不达于阳""伏温化热内陷手足厥阴""伏温化热内陷太阴"诸篇，为柳宝诒伏气温病学说的核心内容。

本例患者即"伏温从少阴初发"，服用上方后"小便畅行，足冷转温"，是好转的表现，但仍不足为恃。患者之治疗亟待透邪，如果邪气不能透达，则很容易出现"窜入厥阴"而成险候，从少阴至厥阴之传变之核心病机是"邪气炽盛而将内闭，正气日衰而将外脱"，所谓"厥脱"证是也。《伤寒论》对于少阴病，因于伤寒者有麻黄附子甘草汤、麻黄附子细辛汤以温经透邪；因于热邪者，有黄连阿胶汤之清热解毒养阴；对于已显"厥脱"端倪者又有大承气汤急下存阴。此例患者已经出现"气逆作呕，舌苔灰燥"是伏热窜阳明之征象；"神情昏倦模糊，时或痉挚"

ICU中医的反思（二）：从现代视角解析传统急救医案

是伏热窜厥阴之象。病势危急，欲阻断邪气之"内窜"，必给邪气以出路。

"给邪气以出路"只是一个"战略"，要打赢一场战争，仅"战略"正确还远远不够，必须拟定出具体的"战术"。柳宝诒分析点评了透邪外出之法。

1. 温散透邪法：患者阴已伤，使用此法，邪未透而反伤阴助热（历代批判以伤寒之法治温热病者，即批判"温散透邪"法）。

2. 养阴清化法：即养阴、清热解毒、化痰、化湿法之综合，其中养阴是为了扶正，清热解毒是为了减轻炽盛之邪气，化痰化湿是为了解决温热病中常伴随的"痰湿阻滞气机"问题，此综合之法是治疗温热病的不二之法，因为此法非常贴合病机，但是柳宝诒却并不满足于此法，认为其存在"循题敷衍、药不胜病"的弊端，将柳宝诒的话翻译成通俗的现代语言则是，养阴清化法看似很完美，疗效很有效，但根本治不好这个患者。

3. 温散透邪与养阴清化复法：柳宝诒虽然引用的是喻嘉言的论述，但实际上正是其在《温热逢源》中所倡导的治法，此法要将伏气温病细化为三个阶段，伏气温病已化热、伏气温病未化热、伏气温病将化热而又未全化热，但从我救治ICU重症感染的经验可以明确告诉读者，三个阶段只是为了便于教学，实际问题不是"非黑即白"而是"灰色的"，临床中最常见的就是第三种，柳宝诒治疗本病所采取的也是第三种。

"透邪"是为了让邪气出表，由"少阴"转变为"三阳"，"透邪"只是"给邪气以出路"的途径之一，另一个途径是通过二便祛邪外出，柳宝诒引用之少阴病三急下即指此而言。这个时候只要患者没有明显的便溏、腹泻，均可酌加通下之品。基于上述的病机和治则治法分析，柳宝诒拟定了处方。

三诊：今诊两尺较大。尺肤热。少阴伏邪有外出之机。热势不盛。舌心干板微灰。此属阴热外熏。尚非腑热自燔之象。凡伏温之热，能出三阳即属松象。此证有由阴达阳之机，而不见三阳确证，尚无把握。拟从少阴温托伏邪，佐以清肝导腑。

大生地片薄片，用大附块煎汁，煎好去附　玄参　豆豉　丹皮酒炒　黑山栀　左牡蛎生打　瓜蒌皮元明粉化水拌　小枳实生切　西洋参生切　鲜石斛　茅根肉

解析：柳宝诒之用药炮制非常讲究，通过药汁炮制，使药性极尽左右逢源之妙，一般不精通药物炮制的医家很难达到，或精通药物的医家如无专门药店供应饮片亦难以做到，但柳宝诒有其致和堂药店为支撑，故可以做到（图12）。

医案十四：柳宝诒伏温案

四诊：少阴温托，欲达不达，热势不扬，而腰板窒不舒。肾俞之气不通也。自觉烘热头晕，此髓热乘风木而上浮也。邪热伏于至深之处，非寻常汗下之法可解。唇齿干板，舌灰而不燥。大解不行。热之标见于胃，热之本仍不离乎肾也。昨方从少阴托邪，今日热势不增，脉象亦不加数。是肾气先馁，邪不速化之象。兹拟仍依温化少阴之法。参入疏营达邪之意，冀得伏邪外出为佳。

大生地附块煎汁炒拌　左牡蛎生打　归须炒　桂枝　东白芍　玄参　丹皮炒黑　白薇　淡芩酒炒　生甘草　西洋参生切　豆豉　茅根肉　童便

五诊：伏温得战汗而解。兼得大便畅行，腑热亦泄。表里两通，于病机最为顺境。今诊脉象平软，是病退之象。惟舌上浊苔罩灰，唇齿尚干，胃中余热未能一律清泄。凡病退之后，本宜养阴为主。兹值胃热未清，尤宜滋养与清泄兼用，即为善后张本。

鲜石斛　西洋参生切　瓜蒌皮仁各　生枳实　甘蔗　南花粉　青蒿　淡芩酒炒　广皮　薇茅根（《柳宝诒医案》）

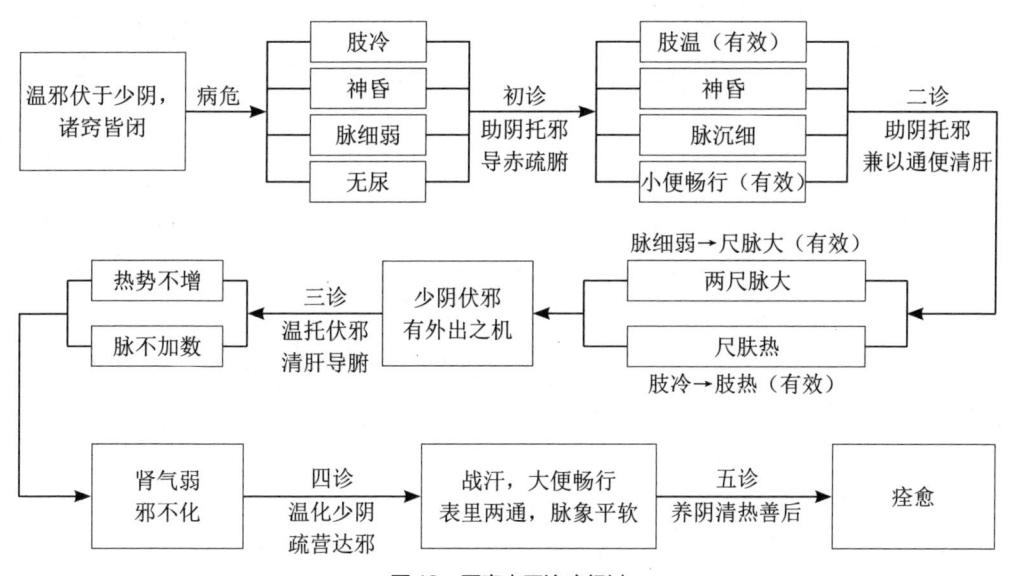

图12　医案十四治病经过

小结： 本病例是一位重症感染早期的患者，症状表现不典型，体温并不高。临床中常会见到一些老年重症感染患者，或具有糖尿病的青壮年感染患者，发病初期体温正常或偏低，部分患者WBC也降低，脓毒症1.0和2.0的诊断标准中，即包含了体温＜36℃、白细胞低于$4×10^9$/L这一类型。这类患者属于"无热恶寒者，发于阴也"，起病即属于"三阴病范畴"，与本则医案中柳宝诒所说的"未化热"是一致的，在急诊和ICU领域有一句俗话叫"反应不上来"，即重症感染后机体还未出现白细胞升高的作战准备。这类患者经过敏感的抗生素治疗，逐渐由"三阴病"转为"阳证"，出现发热、白细胞升高。柳宝诒本则医案，为此类"阴证"的脓毒症患者提供了非常好的治疗借鉴，采用了有别于新感温病的宣透邪热之法，径直予以托补透邪之法。透邪外出，始终是中医治疗感染性疾病的基本法则，至今在ICU也应本此治疗大法，避免因为补液过多，水湿凝滞使邪无出路。

医案十五：贺季衡伏邪案

【医案的背景】

本则医案为贺季衡（贺氏生平简介见"医案六：贺季衡温病案"）所诊治。贺季衡是近代杰出的临床家，擅治感染危重症，经其妙手多能化险为夷，近年中医各家流派之发展日益繁荣，贺氏医学被总结为孟河马派之支流"丹阳贺氏流派"，贺季衡被奉为开创者。贺氏无传世之医著，仅医案流传，有亲传弟子36人，其中在业界知名者有张泽生教授，1956年受聘江苏省中医院后以脾胃病为专业。对于贺氏之医学思想、学术贡献，当于其医案中求之，而尤应重视其中危重症医案之归类研究。本案即一例因感染导致的危重症的患者，患者之年龄、就诊时间等基本信息未载，我们无从还原这则医案的时空背景，但这并不影响对本则医案所蕴含的危重症诊疗思维之探索学习。

【医案分类和质量分级】

这则医案对于患者的起病原因传变经过记录欠缺，对于其发病类型尚难判定，但从疾病之演变推测，当为发病后1周之内即进展为脓毒症。医案的记录形式是脉案的原始呈现，理法方药及剂量俱全，故其质量级别归为1a级。

【医案正文及解析】

朱男。表热虽从汗减，肢冷未和，脘闷呕恶，合目则谵语，舌苔黄腻，脉小数。伏邪痰滞尚重，势防延绵，亟为宣导。

上川朴八分　益元散四钱，包　炒枳实一钱五分　大杏仁三钱　半夏曲二钱　酒子芩一钱五分　云神三钱　黑山栀二钱　香豆豉四钱　藿香一钱五分　炒竹茹一钱五分　鲜姜皮四分

解析："表热"即体温升高。汗出后体温有所下降，如果是病情较轻的外感病（如狭义之伤寒），汗出热退即愈。但这位患者是病情较重的一类，属于体内有"伏邪"，所谓"伏邪"相当于现在ICU所说之"感染灶"，感染灶未消除，会持续释放病原和毒素，发热虽暂退势必再起。如何判断这位患者在汗出热退后疾病是否会痊愈呢？我们熟知的一种判断法是"汗出脉静，身凉而安；汗出脉躁，热甚必难"，这是通过脉象来判断，其实全身所有的症状和体征综合起来整体判断才最为准确，而脉象是其中最关键的"判定指标"。现代医学针对患者的感染是否向愈之判定，也是同样的原理，只不过与宏观的症状和体征相比，WBC、CRP等炎症指标更为

ICU中医的反思（二）：从现代视角解析传统急救医案

现代医学所关注（此判断法之优劣暂且不论）。

针对此例患者，贺季衡从以下几个方面对病情进行了判定。

1. 脉象+肢冷：脉小数，"数"说明邪气未因汗出热减而衰；"小"说明气机仍处于闭阻状态，结合肢冷更可确定气机不畅，反应在现代ICU的监测指标为血压偏低（很有可能收缩压＜100mmHg）。此处将"脉象"和"肢冷"放在一起叙述，是因临床诊查时，诊脉必握腕按足，"肢冷"之体征也会在诊脉时同时察知。

2. 神志：对于"神"之诊查，是中医诊查危重病之首要诊查点，"合目则谵语"，患者只要一闭上眼睛就会胡言乱语。这种意识状态，医生在诊查时呼唤病者，病者多能睁眼表示应答，但对于医者所提出之问题不一定能准确回答，对于医者所发出的指令运动多不能完成，这是邪热痰浊扰动神明的表现。

3. 其他症状体征：患者尚有"脘闷呕恶""舌苔黄腻"，提示"痰滞"尚盛。从传统中医角度来看，痰浊的存在，导致气机阻滞，气机阻滞导致伏邪难以外透，最终导致疾病"延绵"难愈。

本病治疗棘手之处即如何消除"痰滞"，贺季衡使用"宣导"二字概括了治疗原则。处方中益元散（滑石、甘草、朱砂）清热安神导热自小便而出，炒栀子、黑豆豉是宣透郁热之名方栀子豉汤，酒黄芩清热而无凉遏气机之弊端，竹茹化痰而兼有清热除烦止呕作用；川厚朴炒枳实行气，半夏曲云神化痰滞，大杏仁理肺气，藿香、鲜姜皮化饮止呕兼能发汗解表（香豆豉亦有此效），这些药物均是从不同层面宣达气机。

改方：加葛根二钱。

解析：改方，即医者不再前往病家出诊，而是医家根据家属代诉之病情，微调处方。加入葛根是为了增强解表之力。

二诊：日来表热渐退，肢冷渐和，而谵语如故，神志间或不清，舌苔黄腻转灰，右脉不起。势有内陷生风之害。

上川连五分，姜水炒　黑山栀二钱　大杏仁三钱　净连翘二钱　炒枳实一钱五分　全瓜蒌五钱，杵　正滑石五钱　酒子芩二钱　云神四钱　炒竹茹一钱五分　灯心十茎

解析：经2天治疗患者发热已经明显好转，肢冷改善说明气机较前畅达，舌苔由黄腻转灰，是热邪渐减，这是病情好转的现象。但从治疗全局来看，还未达到质的改变，谵语如故提示邪热仍扰神明，右脉不起提示气机仍未宣达，并未脱离

危险。处方用药在上一诊基础上进行了调整：因表热已明显减退，故去掉解表之香豆豉、藿香、鲜姜皮，以及温性的药物厚朴、半夏曲；加入黄连、连翘、灯心草以协同滑石、黄芩清热，加入全瓜蒌以协同竹茹清热化痰。

三诊：今日表热更减，谵语亦少，神识亦渐清，舌苔灰黄亦较化，而右脉仍欠清了。里蕴之邪热未清，犹虑再生枝节，为清涤余氛。

上川连四分　大杏仁三钱　连翘心二钱　云神四钱　炒枳实二钱　香白薇四钱　黑山栀二钱　全瓜蒌五钱，杵　益元散四钱，包　炒竹茹一钱五分　灯心十茎

解析：体温又见下降，神志也在好转，舌苔也开始消退，这是治疗已有质的改变。"右脉仍欠清了"是提示邪气仍有扰心包之势，在温热病中"脉象模糊"提示邪气散漫容易陷入心包。《岳美中全集》云："外邪入里，高热神昏谵语者，应分清是热入阳明，还是热入心包。热入阳明，则大便燥结；热入心包，则脉象模糊。前者退热之法，宜荡涤腑实；后者退热之法，宜清心开窍。倘辨证不明，则投药必误，势必祸不旋踵。"从四诊、五诊的谵语反复，也可反证"脉仍欠清"对于热扰心包之提示意义。

三诊的处方用药与二诊基本一致，去掉了黄芩，加入白薇以透解余热，连翘改为连翘心，则兼具清热解毒与清心安神之效；滑石又改回益元散，益元散中含有朱砂，有清心镇静安神之效。

四诊：热退后，足部复清冷不和，间有谵语，舌苔灰黄少津，右脉仍欠清了。可见中焦邪热未尽，防再化燥，仍未可履坦途。

鲜石斛四钱，杵　全瓜蒌六钱，杵　净连翘二钱　黑山栀二钱　香白薇三钱　大杏仁三钱　炒枳实一钱五分　法半夏一钱五分　云神三钱　炒竹茹一钱五分　灯心十茎，朱染

解析：患者经3次诊治，服用4剂（本则医案虽未记载日期，但一般危重症均一天一调方，故推知服药4剂）发热已全退，谵语也只是偶然出现，疗效可谓迅速。但在好转之际能预断即将出现的病情恶化，需要医者之学识与经验。在热退神清之后又出现"足冷"，需要格外关注。"右脉仍欠清了"是一个判断指标，"舌苔灰黄少津"也是一个判断指标，综合所得出的结论是"中焦邪热未尽"有可能"化燥"。用药中加入了鲜石斛养阴，去掉清热之黄连和益元散，稍反佐温燥之法半夏，使整个方药阴中有阳。灯心草用朱砂拌过，是为了取朱砂清心镇静安神之效，但现在已不提倡朱砂入煎剂。

ICU中医的反思（二）：从现代视角解析传统急救医案

五诊：今日神识复又迷昧不清，间有谵语，胸部发生红点，隐约未透布，表分复热，舌苔更形灰垢，右脉渐清了，久按则至数不清。伏邪为热所困，仍防内陷生风。

香白薇三钱　上银花四钱　大杏仁三钱　炒枳实二钱　瓜蒌皮四钱　鲜石斛四钱，杵　净连翘二钱　云神四钱　薄荷一钱　炒竹茹一钱五分　白茅根四钱，去心

解析：患者再次出现体温升高（表分复热），意识变差，胸部红点未透。这个征象如何看待呢？按照温病学理论，可以看成"热邪入营"，是病情在进展，治疗需要清营透热转气。贺季衡显然不这样看待，患者的病情变化完全在其意料之中，处方较上一诊亦未改弦更张，只是加入薄荷一钱协同白薇解表退热，加入白茅根清热凉血，将瓜蒌皮替代全瓜蒌，化痰热之外宽胸理气之性更强。去掉了栀子、半夏、灯心草。

六诊：今晨神识复清，午后复得畅汗，表热遂清，胸部红点因之透布，脉渐清了，舌苔尚灰黑少津。伏邪痰热尚未尽，犹虑再生枝节也。

鲜石斛四钱　南花粉四钱　云神四钱　净连翘三钱　大杏仁三钱　黑山栀二钱　炒枳实一钱五分　正滑石五钱　香白薇三钱　炒竹茹一钱五分　青荷叶一角

解析：神清、汗出、热退、红点透布，脉渐清了，均是邪气外透之象。再回看五诊"突然出现的病情变化"，性质像极了"战汗"。贺季衡似乎一直在等待着这个"战汗"时刻的到来，不只贺季衡如此，善治重症温热病的医家均如此。但在现代ICU里看到五诊的病情变化，难免会考虑到病情进展，会反思目前的抗感染药物是否覆盖了病原，对治疗调整尤其是多药联合抗感染是大部分ICU医生的选择。传统中医的视角和现代ICU的视角，孰优孰劣，不辨自明。

问题是，如果罹患的疾病，本就不会出现疹子，治疗过程中还会出现五诊时的"转机"吗？从大量的重症温病医案来看，是会出现的，表现出来的症状或许有所差异，但"战汗"的这种性质是一致的。为什么现代ICU很少看到这种现象？这是有趣且值得深思的问题，这个问题恐怕不是病种不同所能回答的。

本次处方用药以养阴化痰透热为主。鲜石斛养阴；竹茹、南花粉清热化痰兼生津；大杏仁、枳实调畅气机；连翘、栀子、白薇透邪热外出；滑石、荷叶化湿导邪热自小便而出；云茯神，既能健脾安神扶正，又兼有利湿导邪自小便出之功效。

七诊：风涛已定，化险为夷，神清热退，舌黑转黄，右脉亦清了，独大腑尚未通调。当再清营和中，涤其余热为事。

麦冬二钱　云神四钱　陈橘白一钱　炒枳实一钱五分　鲜石斛四钱，杵　大杏仁三钱　益元散四钱，包　肥知母一钱五分　焦谷芽四钱　生竹茹一钱五分　青荷叶一角

解析： 本次诊治贺季衡非常明确地判定患者已经脱离危险，脉象是做出判断的关键。用药也转入调理中焦脾胃以促进恢复，兼以清营分余热。处方中云茯神、陈橘白、焦谷芽、青荷叶调理脾胃；麦冬、石斛养阴；枳实、杏仁宣达气机；竹茹、益元散、知母清余热。即使大便数日未行，亦不急于通便，这是治疗夹痰湿之重症温病的共识。

改方：加全瓜蒌六钱。

解析： 加入全瓜蒌有通便之效。

八诊：经治后，热退神清，谵妄已止，舌苔灰黑转黄，寐爽，尚口糙少津，今午四肢又忽清冷不和，脉沉小左滑。邪去正伤，气运未利，尚宜慎重，毋令再生波折为要。

川石斛四钱　云茯神各二钱　大麦冬二钱　益元散四钱，包　炒枳实一钱五分　瓜蒌仁四钱　肥知母一钱五分　焦麦芽四钱　陈橘白一钱　炒竹茹一钱五分　荸荠三个

解析： 八诊、九诊进一步加强调理脾胃促进恢复之力度。

九诊：日来四末清冷已和，口舌亦起津润，舌之根端尚厚垢不脱，大腑旬外不通，切脉沉滑无力，重取则小数，呛咳痰尚多。据此见象，邪热未清，痰滞未楚，当和中通下。

瓜蒌皮四钱　白苏子二钱　大麦冬二钱　法半夏一钱五分　大杏仁三钱　炒枳实二钱　火麻仁四钱　象贝三钱　焦谷芽四钱　云神四钱　大荸荠四个，杵　陈海蜇八钱（《贺季衡医案》）

小结： "表热"是出现频率较高的词汇，其实就是体温升高。现代 ICU 面对重症感染性疾病，会不会认识到"痰浊"这一病理因素的存在呢？这个问题可以从两个角度回答：第一，不认为"痰浊"真实存在，这种脘闷苔腻只是感染导致的非特异症状，只要治好了感染自然会消除；第二，认为"痰浊"真实存在，只不过不用"痰浊"这个名词，而是用诸如"炎症因子"一类之名词，在治疗中确实需要关注"炎症因子"并设法减少其产生，但没有"趁手"的药物。

ICU 中医的反思（二）：从现代视角解析传统急救医案

治疗方面，"宣导"仿佛是不知所云、玄幻的词语，但所体现的正是中医治疗感染性疾病的理念精髓——给邪气以出路。现代医学则是不惜重拳出击"消灭之"。中医学有大量的清热解毒药物，如果提取这些药物，便可实现"超剂量"使用，一定会大幅度提升"对抗邪气"之作用，但中医学很少这样想过，而是时刻关注于过于寒凉导致阻遏气机的副作用，只在很少的时候被迫超剂量使用，那是不用即死亡的时候，比如鼠疫等烈性瘟疫。现在可以选择的是，如果有特效抗菌药物可以使用，那么一定要使用，同时配合中药调理气机"给邪以出路"，实质是调节免疫炎症反应，使其始终保持在"理性"程度，避免其出现早期的"过于亢奋"（SIRS）和感染中后期的"低迷不振"（MERS、CARS），如果没有特效的，就要做到克制自己开医嘱的手，做到不用，如果做不到不用，至少做到"少用"。

现将贺季衡历次用药绘制成表5，以对比学习其用药变化之精妙。

表5 贺季衡历次用药

	一诊	二诊	三诊	四诊	五诊	六诊	七诊	八诊	九诊	用药频次
上川朴	√									1
益元散	√		√				√	√		4
炒枳实	√	√	√	√	√	√	√	√	√	9
大杏仁	√	√	√	√	√	√	√		√	8
法半夏/曲	√		√						√	3
酒黄芩	√	√								2
云茯苓/神	√	√	√	√	√	√	√	√	√	9
黑山栀	√	√	√		√					5
香豆豉	√									1
藿香	√									1
炒/生竹茹	√	√		√	√	√	√	√	√	8
鲜姜皮	√									1
上川连		√	√							2
净连翘/心		√	√	√	√	√				5

118

（续表）

	一诊	二诊	三诊	四诊	五诊	六诊	七诊	八诊	九诊	用药频次
全瓜蒌/皮/仁		√	√	√	√			√	√	6
正滑石		√				√				2
灯心		√	√	√						3
香白薇			√	√	√	√				4
鲜石斛			√	√	√		√	√		5
上银花					√					1
薄荷					√					1
白茅根					√					1
南花粉						√				1
青荷叶						√	√			2
麦冬							√	√	√	3
陈橘白							√	√		2
肥知母							√	√		2
焦谷/麦芽							√	√	√	3
荸荠								√	√	2
白苏子									√	1
火麻仁									√	1
象贝									√	1
陈海蜇									√	1

医案十六：钱艺新邪引动伏邪案

【医案背景】

本则医案为钱艺等医家联合诊治，患者为钱艺的外甥，光绪九年（1883年），患者至太仓参加武科的"秀才"考试，考试将结束时发病。钱艺（1831—1911年），字兰陔，晚号隐谷，江苏太仓南郊乡人。幼年从姨丈习医，学成后在家乡一带行医，有子三人承家业：长子雅乐，字韵之；次子敏捷，字勤民；幼子质和，字淡人。三子从父习医后，均在家乡一带行医。当地人慕钱氏世医之医术，求治者门庭若市。钱艺晚年整理其近60年之验案，撰写成《慎五堂治验录》，子三人之验案附之（即《慎五堂治验录》后四卷），书中颇多危重症治验，因所治患者多为乡邻，复诊随访均便利，故医案多保留完整，为难得之上乘重症医案著作。本书保留有光绪年间抄本，藏于上海中医药大学图书馆，2004年点校出版，钱氏世医始为医界所关注。

【医案分类和质量分级】

这则医案从发病形式来看，发病即为危重症，达到脓毒症诊断标准。医案的记录形式完备，故其质量级别归为1a级。

【医案正文及解析】

陈朗轩者，少塘之子，余之宅相也。弱冠应乙酉武童府试，岁底旋家，即患微寒身热，头疼口甜，目如含水，面若涂朱，脉来洪数，舌苔腻黄，小溲黄浊，脘痞不饥，是新邪引动伏邪也。予清泄之品，汗出热淡，洪脉略平，改用清化透疹。

解析： 此段叙述患者基本信息及起病经过。"宅相"为外甥之别称，患者为钱艺之外甥。"弱冠"二十岁，"乙酉"，根据钱艺生卒年可知为光绪九年（1883年），武童府试即参加武科的"秀才"考试，太仓为江苏省的直隶州，府试即在太仓州举行。钱艺根据发病症状，诊断为"新邪引动伏邪"。从"微寒身热""头疼口甜"来看，患者表现出来的"表证"很轻微，这个很轻微的表证被视为"新邪"；从"舌苔腻黄""小溲黄浊""脘痞不饥"来看，患者"湿热"之象明显，这个很重的湿热被视为"伏邪"。

患者发病后接受了治疗，第一步治法是"清泄"。"清"即清热，"泄"即开泄腠理、淡渗利尿，以透邪外出，治疗无误，经治疗后患者出汗、热稍退、脉洪减，均是"新邪"祛除、治疗有效的表现。第二步治疗是"清化透疹"。"清化"即清热化湿，针对内蕴之湿热，"透疹"是给邪以出路，古代医家对于此类外感病经验丰富，认为伏邪必从里向外以"疹"或"痦"的形式透出，治疗也是没有错误的。

元旦立春勿药，至初二，白痦已布，热犹不退，夜半陡然吐血成盆盈碗，连连不绝，辰刻大便下血，吐衄略缓，脉细而疾，舌苔转黑，急以茹元柏藕汤予之。少顷血止，白痦反隐，卧中神气不宁，授由荣透卫法未效，用犀角地黄汤而安卧。

解析：患者服用"清化透疹"药物，出现了白痦。但对于出疹性的疾病，不用透疹药物疹也会出现。所以不能因此而断定一定是药物起效，使白痦透发。患者病情仍在进展，12小时之内，吐血、鼻衄、便血先后出现。不论原发的外感病如何，刻下止血是最重要的。

患者的多部位大出血，是全身的凝血功能紊乱引起的出血。止血虽要用特效止血药物，但仍要结合病情辨证使用，患者脉细而疾，是失血后之代偿性心律增快，但结合舌苔黑，仍考虑热邪炽盛，予茹元柏藕汤凉血止血，方中竹茹、藕节、侧柏叶均是止血之品，玄参则为清热解毒养阴之品。患者服药后血止，是好现象，但白痦隐退却是邪气内陷之表现。卧中神气不宁，即一种烦躁现象，是邪气内陷使然，故用透邪外出不效，换用犀角地黄汤清血分热后安卧。经过12个小时的止血抢救治疗，患者暂时脱离危象入睡，抢救成功。

初四日，黑苔益燥，神气不安，喃喃谵语，若有妄见，诊脉右滑数，而左细。此阴血大亏，温邪夹瘀粪互结，权以生大黄浸汁下之，矢气即得安卧片时。

解析：出血抢救成功后第2天晨起，患者病情并未继续好转。意识障碍，谵语，舌苔更黑更燥，均是病情危重的表现。《伤寒论》中论谵语和"如见鬼状"（即钱艺脉案中所说的"若有妄见"），多从阳明燥屎内结或下焦蓄血治疗，故钱艺将患者目前的症状归结为"温邪夹瘀粪"。张仲景治疗燥屎和蓄血，大黄均是必用药物，故钱艺临时予以生大黄泡水服用。患者服用后失气，确实稍微舒适安静一些。除此之外，未再用他药。在此病势不明朗，又无即刻危及生命的情况，减少医疗干预而静观疾病变化是上策。

初五日各恙转甚，狂起殴人，烦渴引饮，吐痰胶如漆，瘀粪交结，非下不可，遂与玉峰印君乐川同议，用鲜生地五两、大黄五钱同打，绞汁灌之，再以存阴回津频灌，得下一次，倦卧片时。

解析：静观24小时后，发现病情仍在进展。由谵语变为发狂，大渴饮水不止，

ICU 中医的反思（二）：从现代视角解析传统急救医案

痰非常黏稠难以咯出。为了安全起见，除了钱艺之外，请来了玉峰（今昆山市玉峰山）的印乐川医生共同诊治。大家对于病情和治疗均达成了共识——"瘀粪交结，非下不可"，但在如何用药上颇多斟酌。患者大失血后阴血不足，不堪耐受峻下，故采用鲜地黄150g和生大黄15g共同捣碎，绞汁频频服用，以清热、凉血、解毒、增液通便。少量频服的目的是为了防止通下过度，服用到恰好大便通即停药。除了鲜地、大黄汁之外，还用了别的养阴生津药物频频服用。

初六日已安卧如常，六脉渐静，灰苔渐少，额部戴阳，防其阴亏阳亢一并成厥，方用龟、蛎、地、麦、斛、甘之类，卧中神气即宁。奈夜分误服它药，被枇杷毛射肺，以致神躁异常，烦渴大饮，蔗梨不绝于口，彻夜不宁，而苔化脉静，再予介类育阴涵阳，含以饴糖治呛，似得安卧。

初七日，改投养胃阴以存津，救肾水以回液，用鹅涎以去射肺之毛，便溺自知，粥食略进。后变症百出，存方录左。

解析：经过初五四位医生会诊施治，患者病情迅速稳定。"安卧如常"说明神志好转，不再烦躁不安；"六脉渐静"说明出血稳定，结合"灰苔减少"说明热邪有所减退。"额部戴阳"是指额头处的色泽较面部其他部位明显浮红，提示有阳气上脱之征兆，用补阴恋阳方药后，患者反应良好，入睡之后不再如以前那样转侧不宁。

但患者却因为晚上"误服它药"导致病情变化。"误服它药"的背后，是个很有趣的医疗现象，殷实之家在求诊之时会先后请很多医生诊治，开出许多处方，患者及家属并不懂医，只能根据自我喜好选择服药，喝一次觉得效果不明显就换个方继续买来喝，因此家中会同时有多剂不同的中药。钱艺分析误服它药的后果，并非药物的药性不吻合引起不良反应，而是因为药中枇杷叶的绒毛没有去干净，服药后绒毛刺激咽喉部导致咳嗽不止，当时称之为"枇杷叶毛射肺"，患者因此而一晚上烦躁不安，口大渴，不断要求饮水，食用了大量甘蔗汁、梨汁。

病家连夜又请了医生，用了介类药物潜阳，加之口含饴糖缓解咽喉刺激，患者才算稍微安静一点，才熬过了这个晚上。第2天延续治疗，养胃阴、补肾阴，并取鹅的口水频服以解决枇杷叶毛对于喉部的刺激。经治疗后患者的病情还算稳定，"神"有所恢复，能自己知道排二便，"胃气"有所恢复还能喝一些粥。但患者并没有就此进入坦途。

再回头看,"误服它药"并没有直接加重病情,但误服后枇杷叶毛对于咽喉的刺激,导致患者烦躁难耐无法休息,则间接阻碍了疾病的康复。正气与邪气相持不下之时,正气稍有所消耗则邪气立即占领上风,对于危重患者而言,真是"失之毫厘,谬以千里"!从正月初七到十二这5天没有脉案,也许是病家自觉患者有所改观,便停止治疗寄希望于自愈,希望不幸落空。

正月十二日。朱君道方:温邪身热已延半月,曾经开泄下夺,疹现腑通,无形之热化火烁津,舌苔复灰,蒙昧清空,两耳无闻,时时似寐,寐后呢喃,脉息小数。津伤火炽已见一斑,势有液涸风动痉厥之变,况病中上下见血,阴气更伤,何恃不恐?兹与乐川先生、韵之大兄同议一方,并候诸高明正。

乌犀角汁一钱 鲜生地一两半 紫草茸钱半 乌犀角片一钱 真金汁一小杯 鲜霍斛一两半 黑玄参片一两半 川贝母三钱 肥知母二钱 辰砂连翘二钱 竹心一握 生甘草七分 万氏牛黄清心丸二粒

解析:正月十二,患者家属再次对病情重视起来,由脉案记录的症状来看,是患者的"神志不清"引起了家属的担忧。家属请来了朱道三、乐川、韵之三位医生诊治。韵之,即钱艺长子,其应是受父亲委托前来诊病。乐川之前已经参与过诊治。朱道三是首次接诊,故由朱道三拟方。

朱道三在脉案中对患者的病情进行了"阶段小结"。患者患感染性疾病已经半月,解表通下法都用过了,用过以后也确实汗出、疹透、便通,汗出疹透说明表气是通畅的,大便通行说明没有阳明内结,但患者病情并没有因此而好转,反而出现神昏,这种情况考虑无形之热邪炽盛。患者病程较久,又有大出血,明显存在阴津不足,脉小数也提示热邪炽盛和阴津不足。患者在正月初二大出血之后,白痦隐退,即是邪热内陷之表现。朱道三指出,患者下一步很容易出现"风动痉厥"的危象,"风动痉厥"翻译成现代医学语言,即神昏、肢体抽搐、四肢厥冷。所用方为犀角地黄汤加减(但从药物来看,更吻合清营汤),犀角(犀角汁是用犀角磨水服用,犀角片是入煎剂同煮)、鲜地黄、紫草清营血分之热;竹叶、朱砂拌连翘清心除烦,兼具透邪外出之功效;玄参、金汁养阴解毒;知母、贝母清热止咳;万氏牛黄清心丸(牛黄、朱砂、黄连、黄芩、栀子、郁金)清心解毒开窍。

十三日。是症遍考方书皆言不治,欲救之,惟有犀角地黄汤最为合符,而屡进不应,奈若之何?然坐观其败,何如背城一战,或可出再生之路。幼读圣训"心

ICU中医的反思（二）：从现代视角解析传统急救医案

中烦不得卧，真阴欲竭，壮火复炽"之条，有黄连阿胶汤一法，俾得阴液内充，即是泄火，即是透疹，疹透火熄，是为转机幸甚。方同道三先生、乐川姻兄议。

乌犀角汁一钱，煎一钱　黄连五分　甘中黄钱半　鲜生地黄一两半　阿胶二钱　鲜石斛一两　润玄参心一两半　麦冬三钱　川贝母三钱　肥白知母三钱　真廉珠粉三分

解析：此诊脉案未记述患者症状和舌脉，但从"屡进不应"来看，患者症状与十二日相同。此诊为钱艺、朱道三、乐川三人同诊，由钱艺处方。从黄连阿胶汤原方所主治的病机来看，此方适合患者的此时病情——真阴欲竭，壮火复炽。

但落实到处方用药上，仅就朱道三之方微调，虽云合入黄连阿胶汤，但所新增之药物仅阿胶6g而已。黄连已经包含在上一诊的万氏牛黄清心丸中、甘中黄可看成甘草与金汁功效之组合、玄参心比玄参片清心作用更强，但上一诊还有竹叶、朱砂连翘以清心。综合来看，治疗方案延续了上一诊。

十四日。朱道三方：昨投犀角地黄合黄连阿胶方，果得疹布汗出，神识较清，津液略回，热亦渐凉。此正云行雨施，津充化汗之理也。惟温病之后耳聋黑舌，尚怕余焰再炽变端，再进养阴清热，冀其弋获为幸。兹与若怀、乐川、兰陔先生议，并候诸高明裁正。

连翘一钱半　湖丹皮一钱半　黑山栀二钱　麦冬三钱　银花一钱半　鲜石斛五钱　鲜生地一两　玄参一两　桑叶一钱半　竹茹三钱　肥知母一钱半　川贝一钱半

解析：此诊朱道三继续主笔拟方，若怀、乐川、钱艺参与诊治。患者服用犀角地黄汤加减后，白㾦再次透出，是邪有出路，白㾦透出后热减、神清，提示病情开始出现转机，这是坚持正确治疗方案的结果，不宜视为钱艺加入黄连之神效。患者耳聋、舌苔仍是黑的，治疗方案仍是养阴清热，方中麦冬、鲜生地、玄参（此三味即增液汤）、鲜石斛养阴；连翘、金银花、桑叶、黑山栀、牡丹皮使邪气由血分透往气分而解；竹茹、川贝化痰，知母清热。

患者在病情开始好转的情况下，家属并没有再请朱道三、钱艺等诊治，其中原委令人费解。唯一能解释的是，患者本人和家属并没有觉得病情明显好转，朱道三、钱艺等出于为医者的谨慎和谦逊，脉案写了"尚怕余焰再炽变端，再进养阴清热，冀其弋获为幸""并候诸高明裁正"，想必在同家属交代病情时也是如此谦和口吻，使患者及家属产生误解，以为诸位医生并没有十足把握治愈疾病。临时更换医生，风波由此而生。

医案十六：钱艺新邪引动伏邪案

十五日。盛卓风方。

桑叶二钱 苏子四钱 干菖蒲一钱 天竺黄三钱 蝉衣一钱半 郁金三钱 整青蒿三钱 檀香汁五分 杏仁四钱 胆星一钱半 葱白前一钱半

解析： 盛卓风是病家新请来的医生。钱艺未抄录此诊脉案，只留了处方（也有一种可能是盛医生并未写脉案分析病情，只开了处方），从处方来看，用药分为三组，一组为透邪外出，药如桑叶、蝉蜕、葱白、整青蒿；一组为芳香开窍，药如干菖蒲、郁金、檀香汁；一组为化痰，药如杏仁、天竺黄、胆星、紫苏子、白前（"葱白前"是葱白、白前之缩写）。从药物可以推知，盛卓风认为患者属于痰湿阻滞气机、邪不能外达。

十六日。又方，病系湿温，用力过伤，以致上下血来，邪未外达，骤进寒凉辛苦，所以神迷狂呼，耳聋咳嗽不爽，白疹隐而白㾦密发，昨视舌白罩灰，渴不多饮，切脉郁而无神，大便黄黑相杂。种种见症总由邪结难化，正气先伤，下药艰于两顾。故昨勉以轻剂探之，以观其变。进剂后诸恙似缓，舌白化而灰色转深，脉形稍宣。病有转机之象，无如久延，病躯正亏邪胜，难许不变，顾以原意损益，冀其应手乃幸。拙方即请诸高明裁正。

金钗斛一两 丹皮一钱半 干菖蒲一钱 杏仁三钱 生谷芽一两 桑叶一钱半 天竺黄一钱半 蝉衣一钱半 川贝母三钱 茅根五钱 焦菱皮三钱 甘草二分

十七日。改方去甘、菖，加泽泻一钱半、滑石四钱。

十八日。又方，屡投轻化涤痰，佐以养胃，诸恙似松。无如正亏邪恋，攻补两难，仍以原意出入，以观动静。

霜桑叶三钱 川郁金二钱 巴旦杏仁三钱 粉丹皮一钱半 老苏梗一钱半 川贝母三钱 鲜菖蒲八分 陈胆星八分 制半夏一钱半 净蝉衣八分 竹二青一钱半 鲜慈姑汁三匙

解析： 盛卓风第二次诊治时写了详细的脉案，其中有一句对昨日治疗的总结点评，"昨勉以轻剂探之，以观其变"。据此分析盛卓风第一次诊治时之心理，对于疾病并无确切把握，故不便分析病情，而以稳妥之药以"探病"。见服药后患者病情并未出现恶化，才敢写详细脉案从"湿温"立论。"邪未外达，骤进寒凉辛苦，所以神迷狂呼，耳聋咳嗽不爽"，短短22个字便将前医治疗一概视为误治，前面医生的屡次辛苦抢救力挽危亡都被一笔抹杀。

从脉案来看，盛医生因患者舌苔白腻而灰、口不渴、白㾦等征象，将疾病诊

ICU中医的反思（二）：从现代视角解析传统急救医案

断为"湿温"，确实符合《温病学》诊断标准，按湿温所用之药物，也符合今日"辨证论治"之精神。但如果结合患者发病之初的一些症状体征，如发热、出血、狂躁、心烦、大便结、小溲黄、舌苔黄、脉细数等，显然是"热邪"更为突出。临证除了要有理论储备，还要有丰富的经验，才能"知常达变"，盛医生之方即知其常而未能达其变。"辨证论治"若没有"辨病"作为基础，容易出现只见树木不见森林之弊端。

盛卓风后续处方均按照透邪、芳化、化痰用药，配伍以扶正调胃之品如金钗斛、生芽、老苏梗；导邪从小便而出之品，如茅根、泽泻、滑石。盛卓风从十四日治疗到十八日，患者病情并没有好转，至少患者家属对疗效并不满意。按照病家更换医生的频次来看，能坚持请盛医生诊治4天，必是因为盛医生对于病情有过比较"肯定"地论断，包括对于疾病非常确定地诊断为"湿温"，对于病情的加重非常肯定地归结于"前医误治"，对于治疗也必然说过"几日有效"的话。

十九日。此病由于途次受风，引动伏气，驰骋伤络，血乃外溢，功名念切，志驰神荡。历经名手，病症有增无减，刻下神识昏狂不寐，喃喃妄语，白疹如麸，其色枯暗，咳嗽，痰夹鲜血，面色青皖，小溲自遗，肢节瘛瘲，额上汗出，气促如喘，大渴不食，脉来三五至一代，微细如丝，尺部如革，舌色根灰，上下齿槁。阅昨夜所服之方，辛温开泄危象毕呈，正犯仲景所谓衄家汗之，则额上陷，脉紧急，目直视不能瞬，不得眠之戒。绝症难挽天机，用药聊尽人事而已。方候道三、若怀、乐川、卓风先生裁夺。

水炙甘草一钱半　生牡蛎五钱　阿胶一钱半　细直生地一两　青龙齿五钱　黄连四分　带心麦冬五钱　白百合七钱　西洋参一钱半　大红枣去核十枚　淮小麦三钱

二帖。

解析：患者病情持续进展，已经出现"神识昏狂不寐，喃喃妄语"（意识障碍）、"气促如喘"（呼吸频率≥22次/分）、"脉来三五至一代，微细如丝"收缩压＜100mmHg，按照qSOFA诊断标准已经达到3分，属于严重的脓毒症了。病家对疗效不满，要求再请其他医生前来与盛医生共同诊治，这也是"逐客令"的客套表述。人命关天，盛医生不敢再独自承担，不得不同意多医共诊。因此便有了十九日的五位医家共同会诊。本次会诊由钱艺主持，脉案借用张仲景《伤寒论》之禁汗论述，直接点明了盛医生之误治。对于患者的预后，表示"绝症难挽天机，用药聊尽人事而已"。

脉案仍保留一种同道间的尊重，以"方候道三、若怀、乐川、卓风先生裁夺"结尾。

此时治疗重在"救逆"以"留人治病"，伤寒三阴病救逆在于温阳，下焦温病救逆在于补阴固脱。钱艺处方为一甲复脉汤，加西洋参益气、加龙齿协同牡蛎潜镇安神、以白百合、淮小麦之养心替代麻仁。黄连四分，是与阿胶相配，仍取黄连阿胶汤养阴泻火之义。因病势危急，故一昼夜服用2剂药物。同样是腻苔，钱艺并不认为需要化湿。

二十日。朱道三方：初诊湿热化火伤营烁液，与钱、邱二君同议充液救焚，始得疹从汗达，热解神清。谁知更医妄认湿温，妄投辛散芳开，淡渗伤津，重劫其津，因而神志复昏，失血色鲜。《经》云：一逆尚引日，再逆促命期。无足论也。幸遇眼明手快，急进甘缓育阴，白疹枯色转亮，舌液稍回，是其验也。但温病之阴易伤难复，按方书云：阴虚则病，阴伤则危。转展无可借箸。曾记幼读圣训：辛散太过，治以甘缓。庶几弋获为幸。兹兰陵先生同议，然否，候乐川先生裁夺。

炙甘草一钱半　川贝母三钱　鲜石斛一两　西洋参三钱　淡天冬二钱　细生地一两　白百合一两　辰麦冬四钱　淮小麦三钱　陈阿胶钱半　红枣三枚　川连汁　煅龙齿五钱

解析：此诊朱道三主诊，脉案已经毫不客气地指出盛卓风"妄认湿温"，盛卓风也已经不再参与诊治。所拟方药是钱艺方的延续。去掉了生牡蛎，加入了鲜石斛、淡天冬以增强养阴之力，加入了川贝母以化痰。

二十二日。二十日酉时，与朱君道三议，大剂育阴救焚，惜迟迟少进，犹之一杯之水焉能救一车之薪火，故舌根黑苔不化，二便皆艰，是其证也。白疹渐亮，咳嗽频频，妄语较正，神志稍宁，指节蠕蠕，脉左细右数。主以填阴，佐以清气扶正，丙丁之日，望能转危为安。方候道三先生、乐川姻兄裁用。

细生地一两　小川连二分　西洋参一钱半　陈阿胶一钱半　青龙齿四钱　炙甘草七分　生龟板四钱　女贞子四钱　鲜夜交藤五钱　生牡蛎一两

开水浓煎，空心服。

解析：此次钱艺拟方，脉案明确指出病家服药不够及时，上次处方是二十日酉时（即傍晚5—7点）拟定，病家拖延到二十一日才服用，至二十二日才将1剂药服完，再次请诊治。但患者总体还是有所好转，白痦有了光泽，神志有所改善，谵语减少，治疗仍是"填阴"为主。方中细生地、女贞子、陈阿胶养阴；小川连清热、西洋参益气养阴；潜阳则使用了青龙齿、生龟板、生牡蛎3味药物，较前力度增强；鲜夜

ICU中医的反思（二）：从现代视角解析传统急救医案

交藤功效是多方面的，可养阴血（患者主要治疗即"填阴"）、可安神（患者偶有妄语）、可通经络（患者手足蠕动）、可通便（患者大便不畅）。"丙丁之日，望能转危为安"是依据《黄帝内经》的时间医学内容，对于疾病之预测，丙日和丁日均是火日。

二十四日。清气轻剂方。

川贝母三钱　竹茹一钱半　杏仁二钱半　冬瓜子三钱　枇杷叶三钱　知母一钱半　苇根三钱　草兰叶三钱　金银花一钱半

雨水煎二沸，频饮。

清上则肺无畏火之炎，实下则肾有生水之渐；肾水承制五火，肺金运行诸气。肾属水而在下，肺属金而在上，然欲使上下之相交，必先调中央之胃土。考诸《内经》，卧不安及九窍不和等症都从胃病论治，兹宗其训。是否？候乐川兄正。

干霍斛五钱　莲子五钱　甜杏仁三钱　甘草四分　生谷芽一两　川贝三钱　冬瓜子四钱　竹茹一钱半　西洋参一钱　块辰砂五钱，绢包悬煎

解析：此诊为钱艺与乐川同诊。脉案中对于患者的症状未再详细记述，但从病机角度阐述了治疗原则：清肺热、实肾水、调脾胃。

单拟一"清气轻剂"代茶饮以"清肺热"，所用药物以甘寒、甘淡为主，略佐芳化。枇杷叶、杏仁、川贝母轻苦微辛之品，可以理肺气；知母、芦根、竹茹甘寒泻火；冬瓜子甘淡化痰浊、草兰叶芳香辟湿秽、金银花清热解毒透邪外出。采用雨水煎药，是因古代医家认为雨水由天气而成，具有轻清之性；煮两沸，是煎煮时间短，只取其气而不取其味，气为阳味为阴，只取其气则走上焦；频饮，即以药代茶饮，也是为了药力持续作用于上焦。

至于"实肾水、调脾胃"，实际在此诊重点在于调脾胃，盛卓风所谓之"湿温"之象，钱艺在此诊开始治疗，此时患者已脱离生命危险。所拟汤方由10味药物组成，其中川贝、竹茹、冬瓜子、杏仁已见于"清气方"，杏仁此处选用甜杏仁则在理肺气的同时还有滋润肺阴作用；干霍斛、莲子、西洋参均为益气养阴之品，干霍斛和石斛尚且有一定的补肾作用；谷芽用量30g，为方中剂量最大的药物，其用意是生发胃气以进饮食；朱砂块15g用绢包裹，悬空在药水中煎煮，是取其镇静安神作用（但朱砂高温易分解出汞，于身体有毒害，现代已废弃煎煮法不用）。

二十六日。《经》谓：上病取下，下病取上，上下俱病当取其中。服调养胃气后，纳食渐增，脉亦安和，耳聋略聪，夜寐略安，惟语言不正，时或火升。细思此证，

舌灰渐化乃邪气渐退，语乱火升乃元气之怯，但培补元气之品滋腻温热者多，与胃气相碍。仍拟薄味调养，俾纳谷日增，脾胃后天得振，则精气神有所资养附丽，庶无鹜飞鱼跃之虞。是否？候乐川姻兄正之。

干霍斛五钱　老莲子五钱　甘草五分　兰叶三钱　川贝母三钱　甜杏仁三钱　枣仁三钱　萱花十二朵　西洋参一钱半　合欢皮三钱　谷芽一两　大麦三钱

解析：患者经过2天治疗，意识、呼吸、脉象均已好转（即 qSOFA 的三项内容），胃气也开始复苏，已经能够进食（胃气是中医判断病情危重程度的重要指标），舌苔也退去。目前存在的问题是，偶尔会有"语言不正"（仍是意识障碍），俗称"说胡话"；偶尔会有"烦热"，这种偶尔出现的情况一般属于正气不足。如果是邪气炽盛引起的"说胡话"和"烦热"，症状会持续存在，不会有缓解的时候。正气不足，治疗需要培补元气，但钱艺认为培补元气固然重要，但此时使用培补药物副作用会非常明显——碍胃气，患者现在胃气刚刚复苏，还耐受不了补益药物。钱艺决定仍从调脾胃入手，选用一些清淡的补益脾胃的药物。处方的12味药物中，干霍斛、老莲子、西洋参、甘草、兰叶、川贝母、甜杏仁、谷芽8味药物均见于上诊，新加入的枣仁、大麦、萱花、合欢皮重在养心安神解郁，以促进神志复常。患者此时已经由"急性感染期"进入"感染恢复期"。

二十九日。清养肺胃佐以安神，胃气渐苏，咳嗽亦减，大便不爽，右手数脉已和，左部仍细，舌根灰苔化净，神识略清。惟交寅卯之时烦躁不安，温邪经月始解，兼之去血过多，真阴大亏，虚阳上扰使然也。理宜浓浊填阴介类潜阳，奈正虚不易运药，姑宗前法。盖此等症不求有功，先求无过，则功自至。所谓治内伤如相也。候乐川兄正。

白百合三钱　麦冬一钱半　川贝三钱　生谷芽八钱　西洋参一钱半　甘草四分　毛燕一钱半　草兰叶三钱　干霍斛四钱　莲子五钱　枣仁三钱

解析：经过3天治疗，患者病情仍然维持稳定，但正邪处于僵持状态。如果正气已经完全战胜邪气，经过这3天治疗患者一定会出现明显的改观。钱艺救治危重症临床经验丰富，他也意识到了这一点，在脉案结尾说的"盖此等症不求有功，先求无过，则功自至"，即体现了他对于此刻患者的病情和治疗的观点。处方用药仅是微微调整，在此不再赘述方义。

二月初二日。清养肺胃佐以安神，各症总渐见松动，但温邪热病三候未瘥，

ICU 中医的反思（二）：从现代视角解析传统急救医案

形肌消烁，悉由热化，前议甘补，如生脉、益胃，急堵其厥阳冲逆之威，是得效之因由也。第惊蛰雷鸣身中气泄，阳木又犯阴土，络中热沸而血再溢，此三十日亥刻见血之一因也。诊脉右数象顿减，左部幸见细弱，寐苏神躁易怒，水不涵木，木易上僭之征也。至于口中喜甜怕咸，魄门时觉燥痛，亦由阳明之津液未复，土病怕水之故；咳嗽而呛，木火上迫肺金，金空则鸣也。《经》：上下交病，当治其中。中者，脾胃也。中气一苏，则纳谷资生，所谓有胃气则生也。然恰情调养之道又当加慎，作为山九仞而添一篑之功。候乐川姻兄正之。

干霍斛五钱　生谷芽一两　百合三钱　毛燕一钱半　西洋参一钱半　麦门冬一钱半　枣仁三钱　草梢四分　干首乌三钱　甜杏仁十二粒　莲子九粒　兰叶三钱　合欢皮五钱　金萱花五朵，煎汤代水煎药

解析：患者此诊距离发病已经21天（三候），形体较发病前明显消瘦（形肌消烁），这是感染消耗使然，在ICU的危重患者中，很快会出现负氮平衡，1周之内便可出现肉眼可见的肌肉容量减低，这是全身炎症反应导致的，即使补充营养也难以阻止高消耗状态。从这种高代谢状态恢复到正常代谢，需要漫长的时间，代谢恢复之后，形体才会逐渐丰满起来。这个漫长的过程，都可以看成"危重病的恢复期"。现代重症医学在逐渐重视这个过程，ICU门诊的开设即为了随访指导这些患者的康复，但总的来说目前可用的治疗手段还非常有限。中医的治疗经验和治疗方法相对丰富，但亟待从历代危重症医案中发掘整理。

这位患者在恢复期出现了病情波动——咯鲜血。患者全身状态都在好转，咯血也不严重，出血自行停止，因此判断此次出血不同于之前的大出血是由于全身的凝血功能障碍，此次是由肺毛细血管反复咳嗽破裂（肺络损伤）之咯血。咯血足以引起患者和家属的恐慌，医生也会受其干扰。此次病家未因咯血而另请"更高明的医生"，是因经历过之前病情的诸多波折，已经完全信任钱艺。钱艺则是临证老手，亦不会因一次咳血而改变治疗策略，仍然坚持原治疗方案。用药只在上方中增入甜杏仁、干首乌、合欢皮、金萱花（金针菜）4味。甜杏仁可以止咳润肺通便、干首乌可以补肝肾通便，是针对排便肛门（即魄门）灼痛；合欢皮、金萱花解郁安神，是针对患者的容易发怒。脉案结尾嘱咐患者说"中气一苏，则纳谷资生，所谓有胃气则生也。然恰情调养之道又当加慎，作为山九仞而添一篑之功"，这句话是明白地告诉病家，食欲恢复是康复的表现，但饮食一定要循序渐进，情绪也要注意涵养，烦躁发怒不利于病情康复。

医案十六：钱艺新邪引动伏邪案

初五日。紫虚隐君曰：四时百病，胃气为本。胃气又以谷气为本，更以下行为顺。今便解粒矢数枚，纳谷又增，神识已清。惟夜寐醒时必有谵语，咳嗽频作，鼻干肛痛，悉是阳明见症。调中养液仍守旧章，俾中气旺而症自平。但适其寒温，节其饮食，乃越人调理脾胃之方法，最宜留意。

干首乌四钱　干霍斛五钱　枣仁三钱　兰叶三钱　西洋参一钱半　松子仁三钱　百合三钱　谷芽一两　麦门冬一钱半　巴旦杏仁三钱　甘草四分

另服燕冰米杏汤。

解析： 患者服用上方以后，病情进一步好转，解出少许干燥成球状的大便，说明胃肠功能已经基本恢复正常，脉案中说"胃气又以谷气为本，更以下行为顺"，翻译成现代的话是，胃肠功能的恢复首先表现为能够正常饮食，但在正常饮食之后还要能正常排便，才能表明胃肠功能完全恢复。钱艺所引用之紫虚隐君之语，即宋朝崔嘉彦《四言举要》之语。处方将前一诊的甜杏仁换做巴旦杏仁、又加入松子，润肠通便之力更强。汤药之外还开具了食疗方，燕冰米杏汤即燕窝、冰糖、粳米、杏仁，均为甘寒滋阴润肺之品。这次诊治，钱艺仍然是守方，对于这位患者恢复期的治疗，他将"无为而治"的理念发挥到了极致。

初春伏气发温，兼之上下血溢，邪陷疹隐，神昏谵语，连进清营救焚，渐有转机。奈更医误用辛温开泄淡渗，致胃汁消止，真阴尽烁，危象毕呈。殊不知血家、温病咸忌发汗，圣训昭昭，离经用药，宜乎其病之危剧也。急投仲景甘缓救逆法以救其道，幸得中病，危转为安。但神识不能清楚，夜寐不克安静，乃宗《内经》胃不和、九窍不和之例，用调养胃阴法，便解燥矢，神识得清，饮食倍增，便溺有节，五善悉具，恶候全无。可见圣人不欺我也。今既获效矣，无庸更法。但难成易亏之阴须安养善调一月，可许十全。候乐川姻兄正。

照前方去莲子，松子，杏子，加淡苁蓉一钱半。

解析： ICU的患者治疗满1个月时会进行"阶段小结"，此诊脉案即是"阶段小结"式的脉案。脉案中说"五善悉具，恶候全无"，所谓"五善"应指脉象不盛不虚、肌肤不热不寒、饮食可进、二便得通、神志如常，化自于《素问·玉机真脏论》"五实死，五虚死""脉盛，皮热，腹胀，前后不通，闷瞀，此谓五实""脉细，皮寒，少气，泄利前后，饮食不入，此谓五虚"。《素问·玉机真脏论》所述这5方面征象，虽然笼统，但对于危重患者之预后确实有指导意义。此诊仍然是守方加减，钱艺

ICU 中医的反思（二）：从现代视角解析传统急救医案

告诉病家"须安养善调一月，可许十全"（图13）。

血后调理，考诸方书，惟申先生琼玉膏最为和平中正，即贤如灵胎徐氏亦盛推第一妙方，当用以调理。但胃气已开，与其药补，不如食补，故《内经》曰：无毒治病十去其九，谷肉果菜食尽养之，无使过之伤其正也。此言饮食滋补尤当节慎。孔子曰：食无求饱。《易》曰：节饮食。苏子瞻曰：已饥方食，未饱先止。真却病之良方，最宜留意。方同乐川姻兄议。

琼玉膏半料。（《慎五堂治验录》）

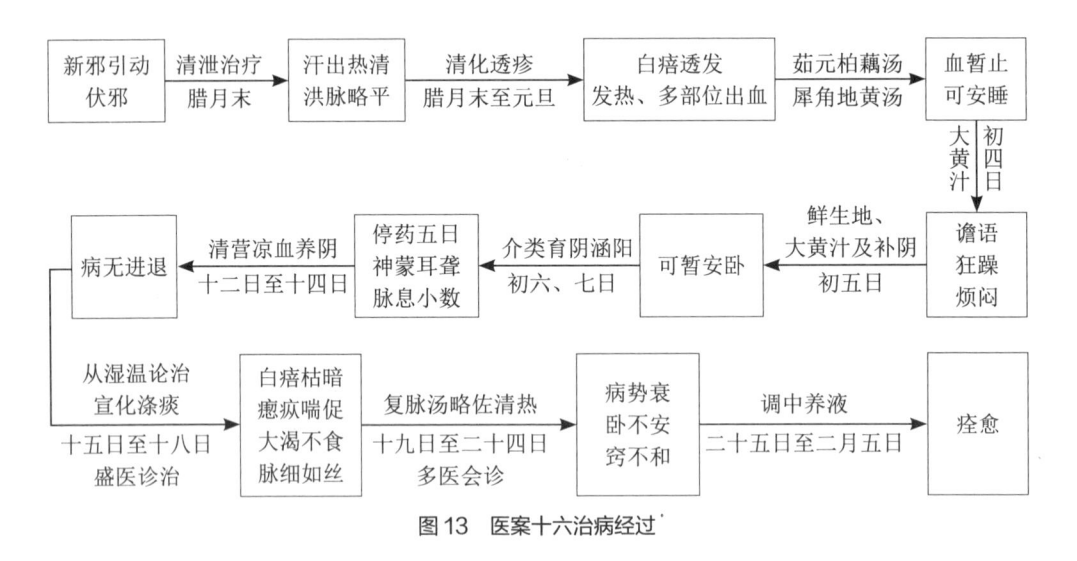

图13 医案十六治病经过

小结：本例患者属于细菌感染性疾病，但病原菌不明，很可能是那个年代常见的传染性疾病，如斑疹伤寒一类。病程1个月，病位不详，在病程中患者出现了多个系统受损，结合历次脉案可以看到患者出现过"肺炎""凝血功能障碍""失血性休克""胃肠功能障碍""脓毒性脑病"，整个治疗过程体现了传统中医对于脓毒症多脏器功能损伤的成套对症治疗之法，现代ICU治疗脓毒症关键点在于针对病原选用敏感的药物抗感染治疗，如果病原不明病位不明，只得选用"广络原野"式地抗感染方案，医源性疾病往往由此而埋下种子。如果能参以中医之法，进行中西医融合的救治，则患者会有更多获益。

医案十七：张聿青湿温案

【医案背景】

本则医案为张聿青（1844—1905年）诊治。张聿青，名乃修，聿青为其字，江苏无锡人。张聿青之父初以医谋生计，家境贫寒，张聿青降生后险因无力抚养而被遗弃。其父医声渐著，家境转殷，张聿青始受教育，并随父习医行医。当地霍乱流行，其父救治过劳染疫，病重时由张聿青代父诊治患者，父殁后放弃科考，刻苦研习医术，备尝艰辛，终成一代名医，但其毕生忙于临证未曾著述，由门人收集门诊及出诊脉案整理成《张聿青医案》，此医案著作诊次完整，充分涵盖了张氏高超之医术与丰富之医学思想，是公认的医案佳作，但尚缺乏从医案入手的系统的张聿青医学思想挖掘研究。张聿青晚年由无锡迁居上海行医，本则医案即上海行医时所诊治，医案的按语中所提到的张骧云、巢崇山均为近代著名的中医学家。

【医案分类和质量分级】

这则医案从发病形式来看，发病即有谵语，属于危重症，达到脓毒症诊断标准。医案的记录理法方药完备独缺乏剂量，故其质量级别归为2级。

【医案正文及解析】

张左。湿温旬日，烦热无汗，赤疹隐约不透，胸次窒闷异常，咳不扬爽，时带谵语，频渴不欲饮，饮喜极沸之汤。脉数糊滑，苔白心黄，近根厚挦。此由无形之邪，有形之湿，相持不化，邪虽欲泄，而里湿郁结，则表气不能外通，所以疏之汗之，而疹汗仍不能畅。热与湿交蒸，胸中清旷之地，遂如云雾之乡，神机转致弥漫。深恐湿蒸为痰，内蒙昏痉。

三仁汤去滑石，川朴，竹叶，加豆豉，橘红，郁金，枳壳，桔梗，菖蒲，佛手。

解析：本例患者为老年人，大约在发病第6天时请张骧云诊治2次，继而请巢崇山诊治2次。张骧云为当时上海治疗湿温（肠伤寒）最著名的医生之一，巢崇山与费伯雄、马培之、丁甘仁并称孟河医派四大名医。二位医家诊治之后病情未见改善，最后请张聿青诊治而迅速取效。

湿热蒙蔽而致神昏，善治温病之医家多有论述，如《温病条辨·湿温》第五十四条云："湿热上焦未清，里虚内陷，神识如蒙，舌滑脉缓，人参泻心汤加白芍主之。"吴鞠通自注云："湿之中人也，首如裹，目如蒙，热能令人昏，故神识如蒙，

ICU中医的反思（二）：从现代视角解析传统急救医案

此与热邪直入包络谵语神昏也有间。"后世医家如蒲辅周、赵绍琴均保留有化湿热以达到醒神效果的医案。蒲辅周1964年8月26日会诊一3岁女孩，因流行性乙型脑炎住院，经用黄连、香薷、紫雪散、牛黄抱龙丸等治疗，病情反重，持续40℃，昏迷加深。蒲辅周诊查发现患儿除神昏、吊睛、抽动之外，还有汗出不彻，腹微满，足微凉，大便日2次，舌淡红苔白微腻，脉右浮数左弦数，认为是暑湿内闭，营卫失和，清窍蒙蔽，治宜通阳开闭，予三仁汤加鲜藿香、香木瓜，送服至宝丹半丸，服药1剂体温降至37.6℃，神志渐清。蒲辅周此案可与张聿青初诊方案对比学习。

张聿青鉴于前两位医家治疗不效，结合舌苔白厚腻、口渴不欲多饮、喜饮沸水等特点（这些特点必赖医家仔细询问才能发现，病家不会主动叙述），判断为里湿内结，尚未见明显化热，用药以芳香温通化湿为主。张聿青去掉了三仁汤中最寒凉的滑石、竹叶，最温燥的厚朴；加入豆豉增强宣透发汗力量，加入橘红、佛手、枳壳、桔梗4味相对平和的理气化湿之品以替代厚朴；加入菖蒲、郁金芳香化湿、开窍醒神。

二诊：昨进辛宣淡化，上焦之气分稍开，熏蒸之热势稍缓，神识沉迷转清，谵语指搐已定，烦闷亦得略松，舌苔较退。但气时上冲，冲则咳逆，脉数糊滑。良以郁蒸稍解，而邪湿之势尚在极甚之时，虽有退机，犹不足济。肺胃被蒸，气难下降，所以气冲欲咳，仍未俱减也。前法之中，再参疏肺下气。

甜葶苈五分　通草　光杏仁　制半夏　冬瓜子　广郁金　薄橘红　滑石块　炒枳壳　枇杷叶　桔梗　竹茹

解析：患者服药后疗效显著，首先表现为意识水平改善，手指抽搐停止。"良以郁蒸之势稍解，而邪湿之势尚在极甚之时"，体现了张聿青对于本病治疗之宏观认识，初诊方重在治气机之"郁"，而不求其能力挫病邪；本病属于湿温，病程较长，服药见效虽然明显，但距脱离危险，彻底治愈还有漫长征程，这与今日ICU的危重症治疗认识，是完全一致的。患者"上焦气分稍开"，故去掉豆豉；"神识沉迷转清"，故去掉菖蒲；目前咳嗽症状突出，故加入葶苈子、枇杷叶、冬瓜子、竹茹，降肺气止咳化痰之品。

三诊：胸闷懊烦，气冲咳逆次第减轻，咯吐之痰亦觉爽利。舌苔亦得大化，但脉仍不扬。其肺胃之间，尚是熏蒸之地，表不得越，邪无出路，还难恃为稳当也。

光杏仁　广郁金　淡黄芩　桑叶　甜葶苈　桔梗　白蔻仁　生薏仁　制半夏　炒香豆豉　橘红　枇杷叶

解析： 因"脉仍不扬"判断病情仍未脱离险境，可见在古代医家的临床诊疗中，脉象对于危重症病势和预后的判断具有最高的权重，此足资今日 ICU 医疗借鉴，但桡动脉监测对于脉象之干扰破坏、血管活性药物的干扰，是不得不考虑的现实问题。ICU 的 PICCO、Swan-Ganz 导管，实质是对中医学所说之"脉象"的微观分析，如何将之与中医学宏观脉诊融合，仍需有意识的研究。此诊处方仍是三仁汤去滑石、竹叶、通草、厚朴治湿邪为本，加入桑叶、炒香豆豉以宣透卫分，给邪气以出路，以退热降温；加入淡黄芩、郁金、桔梗、葶苈子、橘红以清上焦之痰热。

四诊：咳嗽气逆大退，痰亦爽利，谵语热烦亦得渐减，特小溲清而不爽，大便不行，频转矢气，脉数糊滑，苔化而中独厚。犹是湿痰内阻，邪难泄越，再导其滞。

郁金　橘红　桔梗　制半夏　赤茯苓　生薏仁　滑石　通草　萆薢　竹沥达痰丸三钱
佛手通草汤先送下。

解析： 经服药患者上焦肺系之咳嗽痰浊已明显缓解，但是体温仍高（由五诊"热亦较轻"可推知此时体温尚高），经过化痰热、宣透气机已见效而热不退，就要考虑其他原因导致。患者二便不畅，提示里气不通，治疗开始注重通利二便以调畅气机使邪气得以外达。处方中仍保留郁金、橘红、桔梗、半夏，治肺系痰热；加入赤茯苓、生薏苡仁、滑石、通草、萆薢以甘寒淡渗利尿；加入竹沥达痰丸（黄芩、制半夏、酒大黄、橘红、甘草、沉香）以化痰通便；佛手通草汤，行气化湿和中，淡渗利尿。

五诊：大便畅行，懊烦大定，热亦较轻，口渴亦减。但赤疹虽布，甚属寥寥，汗不外达。脉象较爽，舌根苔白尚揩。邪湿之熏蒸虽得渐松，而未能透泄。须望其外越，方为稳妥也。

光杏仁　郁金　橘红　生薏仁　枳壳　滑石块　炒菱皮　葶苈子　桔梗　通草　木通　制半夏　赤白茯苓

解析： 大便通后，表里气机调畅，邪热有出路，故而烦、热、渴均减退，皮肤透发红疹。重点是脉象变得"清爽"（这是对于脉象清晰地描述），提示邪气已经外透，不与正气相混（借用现代 ICU 的病理生理术语，即炎症免疫反应得到了有效控制）。处方去掉萆薢、竹沥达痰丸、佛手通草汤，加入枳壳、炒菱皮、葶苈子、桔梗以化痰通便，加入木通、白茯苓以增强利尿效果。

六诊：熏蒸弥漫之势虽松，而湿性黏腻，不克遽行泄化，里气不宣，表气难达，汗瘖不得发越，咳嗽气逆，小溲不爽。脉数滑，苔白。邪湿互相犄角，尚难稳当。

郁金 光杏仁 橘红 冬瓜子 桔梗 鲜佛手 制半夏 生薏仁 蔻仁 赤猪苓 通草 苇茎

解析：五诊便通之后，气机暂时调畅，病情一时出现转折。但此刻患者病情又有反复，此时已经没有四诊时"频转矢气"的通腑泄热治疗指征，故不能再行通便治疗，因一次通便而取效便认定还应再次通便以取效，是临床治疗时容易陷入的误区。中医治疗注重根据患者机体的反应以"因势利导"。此诊仍要针对"里气不宣，表气不达"治疗，以三仁汤去滑石、竹叶、厚朴，合入《千金》苇茎汤（苇茎、冬瓜子、桃仁、薏苡仁）以分消痰湿之邪。

七诊：热势递减，咳亦渐松，然湿从内搏，邪从外越，是以热势恋恋不退，不能外达，而欲从内化，非欲速可以从事也。

豆卷 滑石 光杏仁 郁金 制半夏 通草 新会红 猪苓 桔梗 枳壳 生薏仁 鲜佛手

解析：综观7次诊治，张聿青始终关注于脉象和舌象之变化，谨守病机治疗，对于体温是否降至正常，并未苛求。七诊时患者仍有发热，张聿青脉案写道"非欲速可以从事也"，既是对病情的判断，也是对于病家的解释和宽慰，以取得病家之认同使治疗能按医生的主导进行。本次处方用药已经注重退热，前两味豆卷、滑石就有良好的退热作用，导湿邪和热邪自汗、尿而出。

八诊：清理余蕴方。

豆卷 生薏仁 制半夏 通草 广皮 福泽泻 光杏仁 鲜佛手 白蔻仁 真佩兰

如胸闷加桔梗，郁金，甚者川朴，枳壳，藿香，头胀加蒺藜，天麻，僵蚕，理胃加生熟谷芽，沉香曲，玫瑰花。

解析：此则医案未记录每一诊的日期，使我们对于病情演变时间节点的分析比较困难。患者一诊至五诊病情危重，从当时诊疗习惯推断，应是每天一诊一换方。五诊之后可能会延长就诊间隔，七诊至八诊之间，病情已经发生了明显的变化，从发热"非欲速可以从事"到转入"清理余蕴"，间隔日期可能在3~5天。八诊处方后附录的加减法，其实是张聿青治疗湿温恢复期常用药物的配伍经验展示，

医案十七：张聿青湿温案

足资今日临床参考。

《温热论·温病大纲》云："湿与温合，蒸郁而蒙蔽于上，清窍为之壅塞，浊邪害清也。其病有类伤寒，其验之之法，伤寒多有变证，温热虽久，在一经不移，以此为辨。"这是叶天士对于伤寒和湿温进行的鉴别，湿温虽久，而极少传变，张聿青此则医案正显示了湿温的治疗特点——守方加减。

按： 此症湿温胸闷，始起即有谵语。张骧云先诊，以其高年神志不清，案有防其内闭痉厥之语。首方用青蒿、橘络、猩绛之类，继用豆卷、牛蒡、赤芍、前胡、竺黄、朱翘、茯神、玉雪救苦丹之类，不效。续请巢崇山，案载咳不爽，渴欲饮热，由气分内陷厥少，谵语风动之险象。方用豆卷、蝉衣、生薏、前胡、光杏、郁金、青蒿、桔梗、翘心、至宝丹。既而热势仍炽，案有邪火内窜心胞之势，倘其势甚，防动内风。改用羚羊、芦根、紫雪之属，仍不效。乃请师去。诊其脉糊数苔白腻，审其神，则沉迷，投开展气化，轻描淡写，服一剂后，即有松机。窃观此案，何以沪上诸名家于湿温一症，尚亦茫然，无怪偏僻之区，悉以青蒿、黄芩、鲜斛等一派阴柔之品，为自保声名唯一之妙术也。不竟为之怃然三叹。清儒附志。（《张聿青医案》）

小结： 本则医案的精髓在于张骧云、巢崇山、张聿青三位名医对于疾病病势的判断差异。对于我们当今ICU临床的启示是，危重患者的诊查"失之毫厘，谬以千里"，诊治湿温经验丰富、临床水平高超的名医，尚且会有诊查疏忽，普通医生临证救治危重症，更应该仔细诊查，望闻问切多方搜集证据，以客观证据来进行辨证，切勿先入为主，以"想当然"替代"诊查辨证"。

此患者的西医诊断属于沙门菌感染后的"肠伤寒"，这是晚清民国时期流行的传染病之一，西医的认识和治疗见"医案八：周小农温病案"的"点评"部分。中医界围绕着肠伤寒展开了非常多的学术讨论，如以"肠伤寒"为模型探讨张仲景的《伤寒论》，代表著作有祝味菊、陈苏生之《伤寒质难》；如以"肠伤寒"为突破点探讨寒温统一和中西医融合，代表著作有陈存仁之《伤寒湿温手册》。肠伤寒与当今ICU密切相关的一个事件，是间接催生了治疗脓毒症的药物血必净的诞生，民国期间出生于北京的王今达目睹中医治疗肠伤寒

ICU 中医的反思（二）：从现代视角解析传统急救医案

的疗效优于当时的西医，对其留下了深刻的印象，其从北京大学医学院毕业后从事危重症救治，始终不忘从中医典籍中探寻有效方药，最终选取血府逐瘀汤进行攻关研究，经过 33 年努力而研制成了现在 ICU 领域广泛应用的中药注射液血必净。

本则医案的精髓在于：三位名医诊治，前两位无效而第三位有效。三者之间的辨证和用药的差异是我们应该深入探索的。为了探究取效之原理，现将保留药物相对完整的张骧云二诊方、巢崇山初诊方，以及张聿青初诊方之用药进行对比分析，见表 6。

表 6　三位医家处方用药对比

	发病 7 天处方 （张骧云二诊拟）	发病 8 天处方 （巢崇山初诊拟）	发病 10 天处方 （张聿青初诊拟）
豆卷（苦辛凉）	✓	✓	
豆豉（甘淡平）			✓
蝉衣（甘寒）		✓	
牛蒡（辛苦寒）	✓		
青蒿（苦辛寒）		✓	
前胡（苦辛微寒）	✓	✓	
杏仁（苦微温）		✓	✓
豆蔻（辛温）			
佛手（辛苦温）			✓
橘红（辛苦温）			✓
枳壳（苦辛酸温）			
桔梗（苦辛平）		✓	✓
半夏（辛温）			✓
菖蒲（辛苦温）			✓
郁金（辛苦寒）		✓	✓
通草（甘淡微寒）			
生薏苡仁（甘淡凉）		✓	✓

（续表）

	发病 7 天处方 （张骧云二诊拟）	发病 8 天处方 （巢崇山初诊拟）	发病 10 天处方 （张聿青初诊拟）
茯神（甘淡平）	√		
连翘/心（苦微寒）	√	√	
赤芍（苦微寒）	√		
竺黄（甘寒）	√		
至宝丹（偏寒）		√	
玉雪救苦丹（偏温）	√		

注：药物性味依据国家"十一五"规划教材高学敏主编《中药学》

从三位医家用药分析，前两位医家所用多为辛寒透解之品，借助丹药化湿浊而辟秽，以期病邪能通过汗出而解。而张聿青所用药物以辛温行气化湿为主，其认为疾病之癥结在于"里湿郁结"，因里湿郁结导致"表气不能外通，所以疏之汗之，而疹汗仍不能畅"，所谓"疏之""汗之"即前两位医家之治疗方向。

张聿青之所以能采用与前两位名医不同的治法，关键是对于"谵语"的不同认识，张聿青认为是"热与湿交蒸"扰动神明、张骧云认为是"将会出现内闭痉厥"，巢崇山认为是"内陷厥少（按：即手厥阴心包、手少阴心）"。三者的判断有何区别呢？借助图 14 展示三位医家的病情判断。

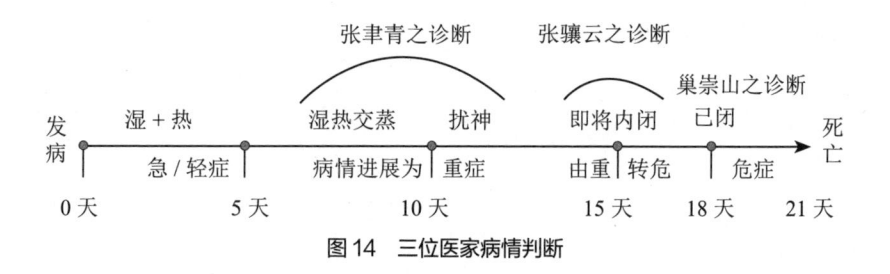

图 14　三位医家病情判断

张聿青是最晚接诊患者的，但其诊断最切合患者的状态，张骧云和巢崇山接诊患者早于张聿青，但对于病情的判断过于危重（两位医家所给出的诊断应该是病情进一步加重之后的），使用凉药并玉雪救苦丹、至宝丹以开窍，失之于病轻而药重，故服药后疗效不彰。如果按照传统医家的观点，前两位医生的治疗尚有"开门揖盗"，加重神昏之弊端。

张聿青每一诊用药高度相似，难以准确把握其变化之精妙，因此将张聿青八次诊治所用药物总结为"张聿青历次处方用药表（表7）"，以便于对比学习张氏用药之法。张氏总共使用了29味药物和1味中成药，但频次大于4次的药物仅有11味，大于2次的也只有18味。

表7 张聿青历次处方用药

	一诊	二诊	三诊	四诊	五诊	六诊	七诊	八诊	用药频次
橘红	√	√	√	√	√	√	√	√陈皮	8
半夏	√	√	√	√	√	√	√	√	8
桔梗	√	√	√	√	√	√	√		7
郁金	√	√	√	√	√	√	√		7
通草	√	√		√	√	√	√	√	7
生薏苡仁	√		√	√	√	√	√	√	7
杏仁	√	√	√		√	√	√	√	7
佛手	√			√	√	√	√		5
豆蔻	√		√					√	4
枳壳	√	√			√		√		4
滑石		√		√	√			√	4
葶苈子		√	√		√				3
赤茯苓				√	√	√			3
豆豉	√		√						2
枇杷叶		√	√						2
冬瓜子		√				√			2
猪苓						√	√		2
豆卷							√	√	2
菖蒲	√								1

（续表）

	一诊	二诊	三诊	四诊	五诊	六诊	七诊	八诊	用药频次
竹茹		√							1
桑叶			√						1
淡黄芩			√						1
萆薢				√					1
炒蒌皮					√				1
白茯苓					√				1
苇茎						√			1
福泽泻								√	1
佩兰								√	1
木通					√				1
竹沥达痰丸				√					1

医案十八：余师愚时疫案

【医案背景】

余霖，字师愚，安徽桐城人，约生于清雍正四年（1726年），卒年不详。他少习举子业，屡考不第，因父亲染疫病故，发奋研读医学，30岁左右弃儒为医，因创立清瘟败毒饮治疗时疫疗效出众，在京城名盛一时。乾隆五十九年（1794年）著成《疫疹一得》一书。余氏此书一出，极大地丰富了中医温热病、疫病诊治内容，对于后世中医攻克鼠疫、乙脑、流行性出血热等以"热毒炽盛"为核心病机的烈性疫病，提供了重要的学术基础。此书附有医案数则，多为其旅居京师时所诊治，此则医案即《疫疹一得》书中第一案。

【医案分类和质量分级】

这则医案从发病形式来看，属于发病即为危症，达到脓毒症诊断标准。医案的记录形式为追述式医案，故其质量级别归为3级。

【医案正文及解析】

正阳门外，蒋家胡同口内，祥泰布铺，祁某，晋人也。长郎病疫，原诊谢以不治，又延医，亦不治。及至邀余，已七日矣。

解析：叙述患者基本信息。正阳门外即今日北京前门大街一带，在清代即是繁华的商业街区。当时瘟疫流行严重，医生用之前治疗伤寒和温热病的方药多无效，死人甚多，余师愚治疗这次瘟疫的疗效高于其他医家，医名已经开始显露，见载于纪晓岚《阅微草堂笔记》。这位染瘟疫的患者是祁姓晋商的长子，连请了两位医生都认为治不活了，没有开药就走了。晋商听人介绍余师愚的疗效好，便请他来诊治。余师愚前来诊治时，患者已经发病1周了。

诊其脉，六部全伏；察其形，目红面赤，满口如霜，头汗如雨、四肢如冰；稽其症，时昏时躁，谵妄无伦，呕泄兼作，小水癃闭，周身斑疹，紫黑相间，幸而松活，浮于皮面，毒虽盛而犹隐跃，此生机也。检视前方，亦用犀、连，大剂不过钱许，乃杯水之救耳！予曰：令郎之症最险，不畏予药过峻，死中求活，不然，变在十四日。祁恳甚切。

予用大剂，石膏八两，犀角六钱，黄连五钱，余佐以本方（编者按：指清瘟败毒饮）之味，加伏龙肝一两，滑石五钱，木通三钱，猪苓、泽泻各二钱，更加生地一两，紫草三钱，归尾三钱，大青叶二钱。以色紫黑也，连投二服。

解析： 患者"六脉全伏"是指双侧桡动脉几乎摸不到搏动了，结合"四肢如冰"，患者属于休克状态，收缩压显著降低，收缩压＜100mmHg 当无疑义（qSOFA 记 1 分）。患者"时昏时躁，谵语无伦"是意识改变（qSOFA 记 1 分）。病案中未记载患者呼吸情况。由前两项所得的 qSOFA=2 分，即达到脓毒症诊断。"小水癃闭"是无尿状态，患者存在严重的容量不足、急性肾损伤也不能除外。从现代 ICU 视角来看，患者病情极其危重，诊断不明，生死未卜。

余师愚从斑疹的形态，对于患者的危重程度和预后进行了判断，是非常独特的中医诊查经验。斑疹量多、斑疹紫黑，都是邪盛的表现，但从斑疹的质地"松活""浮于皮面"判断有生机。古代医生与现代 ICU 医生的不同在于，更注重于对患者预后的判断，现在医疗发达，患者和家属一般都会治疗下去，而古代判断"不治"之后不论医生还是患者家属，均不愿再继续进行无谓的救治。

从患者的症状和体征来看，只有"面红目赤""斑疹紫黑"提示可能为热证，除此之外表现出的均是"寒证"，如果没有丰富的诊治经验和"热深厥深""真热假寒"等中医理论的支持，很难不出现误治。余师愚给患者使用了自己针对本次瘟疫专门拟定的清瘟败毒饮方，由生石膏（大剂 180～240g、中剂 60～120g、小剂 24～36g）、小生地（大剂 18～30g、中剂 9～15g、小剂 6～12g）、乌犀角（大剂 18～24g、中剂 9～15g、小剂 6～12g）、真川连（大剂 12～18g、中剂 6～12g、小剂 3～4.5g）、栀子、桔梗、黄芩、知母、赤芍、玄参、连翘、甘草、牡丹皮、鲜竹叶 14 味药物组成。又于方中加入伏龙肝止呕止泻，加入滑石、木通、猪苓、泽泻利尿，加入生地、紫草、归尾、大青叶以增强活血凉血之力。斑疹紫黑，说明热毒炽盛，予以此方 2 剂。

至九日脉起细数，手足回温，呕虽止而泄如旧，仍用本方去伏龙肝，又二服。

解析： 患者服药 2 剂后，脉搏可以摸到"细数"之脉、手足回温均是好转的表现，从 ICU 角度来看，患者的休克得到了改善，但收缩压可能仍＜100mmHg；意识方面并未改善。呕吐有所缓解。总体来看，患者对治疗有反应，但距离"脱离生命危险"尚远。

去伏龙肝需要稍作探讨，余师愚在《疫疹一得》中说："邪入于胃则吐，毒犹因吐而得发越，至于干呕则重矣。总由内有伏毒，清解不容稍缓，宜本方增石膏、甘、连，加滑石、伏龙肝。"既然呕吐可以使毒邪借以外越，余师愚为什么要用伏龙肝

ICU 中医的反思（二）：从现代视角解析传统急救医案

呢？王孟英已经指出其自相矛盾之处。具体到本则医案，患者呕吐、泄泻，虽说可以借之排泄毒邪，但患者的津液大伤、有效循环血量不足、休克才是最突出的矛盾，所以初诊时余师愚使用伏龙肝可能是无奈之举，希望能借以止呕止泄减少津液之损耗。经服药 2 剂后，患者病情已有转机，已不怕患者因津液不足而迅速死亡，所以即使还有泄泻，也去掉了伏龙肝。正如余师愚在《疫疹一得》中说"疫毒移于大肠，里急后重，赤白相兼，或下恶垢，或下紫血，虽似痢实非痢也……误用通利止涩之剂，不救。"伏龙肝正是止涩之剂，所以及时去之。

至十一日，脉转洪数，头汗遂止，黑斑变紫，小水亦利，大便亦实，但妄谵如前，身忽大热，烦躁更甚，大渴不已，以火外透也，仍用本方去滑石、木通、猪苓、泽泻，加花粉、山豆根，以喉微痛也，更以冰水与服，以济其渴。

解析：患者又服用大剂量清瘟败毒饮 2 剂，病情进一步改善。循环系统方面："脉转洪数"提示原来的休克状态已经显著改善；肾脏方面：从初诊之"小水癃闭"到现在的"小水亦利"，是肾脏功能的改善；胃肠方面："大便亦实"是胃肠功能的改善；神经系统方面：仍然无改善，较前还有加重趋势。有 3 个脏器的功能都在改善，预示着患者已经逐步脱离"生命危险"，由随时都会死亡的"危症"，转变成了只是病情较重而暂时尚无生命危险的"重症"。

因为小便已经通利，所以去掉了利尿的滑石、木通、猪苓、泽泻。此处，我们要反思一下，这些利尿的药物到底在治疗中起到了什么作用？有使用的必要吗？从 ICU 角度来看，患者是因为重症感染引起休克，急性肾衰竭导致的无尿，无尿是病变的结果而非原因，这种情况使用利尿剂只会加重肾脏的损伤；高明的中医和西医的认识其实是一致的，余师愚主张要用利尿通淋治疗，他在《疫疹一得》中说"膀胱热极，小溲短赤而涩。热毒甚者，溲色如油。宜本方加滑石、泽泻、猪苓、木通、通草、萹蓄"，但诊治温病临床经验和疗效更加卓越的王孟英提出反对意见，他在本条之下写了按语："苓、泽等药，皆渗利之品，溺阻膀胱者，借以通导。此证既云热毒内炽，则水已耗夺，小溲自然浑赤短涩，但宜治其所以然，则源清而流洁，岂可强投分利，而为砻糠打油之事乎？或量证少佐一二味，慎毋忽视而泛施也。"

花粉、山豆根、冰水均为对症治疗，服用冰水既能止渴、除烦，也是物理降温（余师愚的年代，冬季以外如何获取冰水呢？原来古代就有专门冬日采冰，藏于特制地窖中，夏日出售于官宦富人之家）。冰水，治疗温热病，在古代医籍中多有记载。

现代 ICU 也会用到，比如冰盐水灌肠以物理降温，冰盐水静脉滴注以降温等，冰盐水从深静脉导管推注进上腔静脉利用温度监测技术描记血流动力学等。这些方法听来有些"不可思议"，但临床疾病复杂而多变，"医之所病病道少"是古今中外的共性问题，这些稀奇古怪的方法也都是医生被病逼出来的。

又二帖，色转深红，热势稍杀，谵妄间有，犹渴思冰，投本方减生地五钱去归尾、紫草、豆根、花粉。

解析： 神经系统方面，终于有所改善，意识转清，偶尔有点谵语。从斑疹颜色来看，颜色由紫黑变为深红，是热毒衰减之表现。病情在逐渐脱离"重症"阶段。斑疹颜色变浅，所以去掉活血凉血治疗斑疹的归尾、紫草；咽痛不再突出，所以去掉豆根、花粉。

又二服，诸症已退十分之三，药减四分之一，但饮水而不思食。

祁疑而叩曰：病虽减，而十数日不食，尚能生乎？予曰：生矣，按法治之，二十一日方可痊愈。

解析： 病情继续好转，清瘟败毒饮已经减成中等剂量。对于家属提出的"十数日不能食，尚能生乎"给出了明确答复，危重患者的代谢状态与正常人不同，对于饮食营养之摄入不能以正常人视角目之。ICU 领域有允许性低热卡，在重症感染尚未控制时，只给予少量的营养即可。这位患者十数日不进食，所接受的治疗只是口服汤药，假设抽血化验，除了上述提到了脏器损伤之外，还会看到严重的电解质紊乱和酸碱失衡、低蛋白血症等。但是患者并没有因此而立时毙命，反而在服用中药的过程中慢慢恢复。这个现象，值得我们深思，ICU 的救治手段先进，但一定要把那些化验指标纠正到正常生理范围吗？

又二服，斑化多半，胃气渐开，热亦大减，照本方药减四分之二，去大青叶。

解析： 疾病进入恢复期，清瘟败毒饮减为小剂量。一大半斑疹已经消退，故去掉凉血化斑之大青叶。

又服，斑点全消，饮食旋食旋饿，方能起坐，诊其脉，尚有六至，犹有余热，不即清之，其势复张，更难为力，犹用石膏二两四钱，犀角三钱，黄连二钱，余亦类减。

解析： 进入恢复期，食欲已经恢复。此时医疗面临的问题是，继续清热解毒还是调理气血促进恢复？这是需要四诊合参来决策的。余师愚通过诊脉一息"六至"

ICU 中医的反思（二）：从现代视角解析传统急救医案

判断仍有余热，叶天士形象地将"余热"比喻"炉烟虽熄，恐灰中有火"。医生的一息是正常的呼吸节律，12～20 次 / 分，取中间值为 16 次 / 分，一息六至的脉率换算成心率大约为 16×6 次 / 分 =96 次 / 分，提示仍然存在炎症反应，或者高代谢状态。清热要彻底、祛邪务尽，与现代 ICU 使用抗感染药物治疗要"足疗程"是一样的理念，因为病邪一旦反复，会产生耐药性，控制起来更难。

十九日用石膏一两二钱，犀角二钱，黄连一钱，加乌梅三个，酸以收之也。

予曰：前言二十一日，方能成功，今已十九日矣，令郎如此，可见前言之不谬也。祁某喜曰：若非立定主意，几为众口所误，初立此方，体全堂不肯卖药，叩其所以，言误开分两，以八钱为八两、六分为六钱耳。予历指同乡服此得痊者颇多，虽卖，犹嘱以再三斟酌。

解析：用药仍然同前，只是剂量再次减少。痊愈在望，治疗的气氛也不再那么紧张，医患之间可以轻松地回顾治疗过程。患者家属说，第一次持方至体全堂买药时，药店怕是写错了剂量不敢出售，家属坚持说无误，并且许多山西同乡都因为服用了这个医生的处方而痊愈，药店才肯售药，犹再三叮嘱服药应慎重。余师愚详细记录对话过程，突显了"医家不敢用""药家不敢卖""病家不敢服"的"三不敢"局面。可见其用药之独创。

二十日犹用石膏八钱，犀角钱半，黄连八分，加洋参二钱，麦冬三钱，归身二钱，川芎一钱，以调气血。

二十一日用八珍汤加麦冬、五味，立方需大纸一张。

解析：开始在清瘟败毒饮中加入补益气血之品。继而专用八珍汤加减补益气血，促进恢复（图 15）。

昨言初方药店不肯发药，今令郎已愈，录一治法于方前，计服石膏、黄连、犀角若干，使彼知予用药之奇，即药铺亦未之见也。

录曰：瘟毒发斑，疫症之最重者，然有必活之方，无如医家不敢用，病家不敢服，甚至铺家不敢卖，有此"三不敢"，疫疹之死于误者，不知凡几，可胜叹哉！令郎之症，蒙相信之深，邀予诊治。予用大剂连投十五帖，今已全安，计用石膏六斤有另，犀角七两有另，黄连六两有另。此前人所未有，后人所未见，故笔之于书，以征奇效。（《疫疹一得》）

医案十八：余师愚时疫案

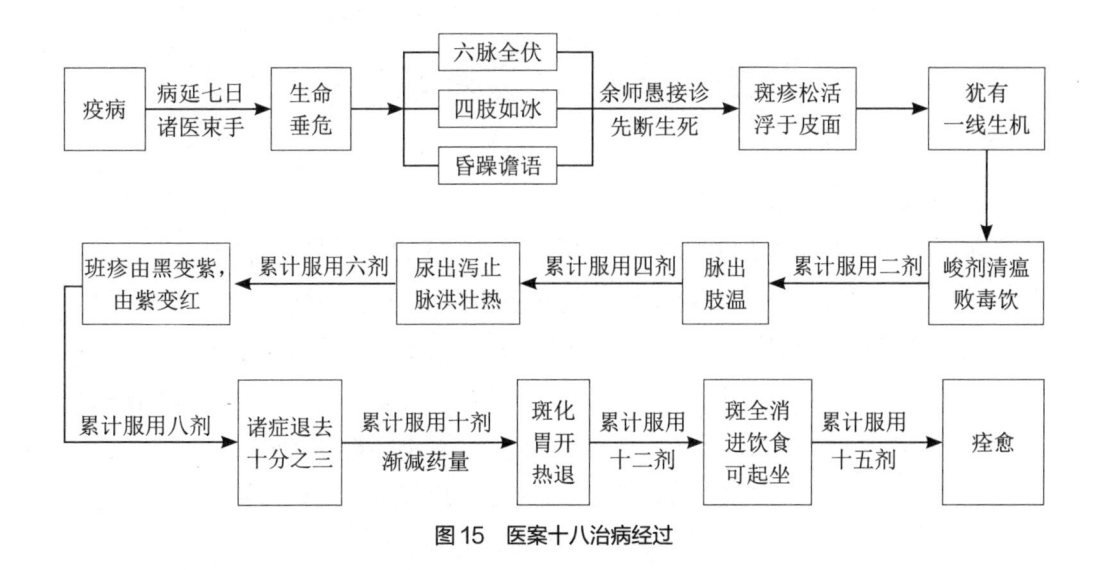

图 15　医案十八治病经过

> **小结：** 此患者即使收入今日 ICU 也是非常危重，死亡率极高，如果不能快速明确病原体使用针对病原的特效药物治疗，很难救活。余师愚之《疫疹一得》篇幅极短，但因其清瘟败毒饮开超大剂量清热解毒凉血治疗疫病的先河，在温病学发展史上享有崇高的地位。清瘟败毒饮方，后世仍然用于出血性传染病的救治，如败血症型鼠疫、流行性出血热、埃博拉出血热等。近现代陕西名医米伯让师从一代医宗黄竹斋先生，擅治重症感染性疾病，对于清瘟败毒饮之应用多有心得，曾撰写《清瘟败毒饮异病同治验案及体会》，第一则医案即流行性出血热危重症高热患者，已合并低血压、少尿（肾衰竭），经西安市专家组抢救 10 日仍不见改善，本院中医处方用药亦无效，乃请米伯让会诊，患者全身高度水肿、神昏、双目因水肿突出，两颊皆血肿以至于无法查舌，遍体布满手掌大出血斑及搔抓样血斑，小便量极少、血红色。寸口及趺阳脉均不见。米老认为患者属于瘟毒侵入营血化燥，三焦相火亢极，导致气血两燔，迫血妄行，故见血斑，耗津尿少，以至三焦水道失调，不能排出而见全身水肿。方用清瘟败毒饮原方加木通（方中用犀角 10.5g，生石膏 70g），服用 2 剂后全身水肿消退，神清可应答，遍体血斑开始吸收，能自主进食，脉已可及，脱离危象。

医案十九：朱增籍时疫案

【医案背景】

本则医案是朱增籍所诊治，患者是他的族人瑾泉之子。朱增籍，号兰召，湖南湘乡人，生卒年不详，大约生活在清道光至光绪年间。他自幼聪颖过人，少通经史，认为科举考中甲乙科易如反掌，但屡考不第的残酷现实使他转而攻读医学，并迅速成长为一名出色的临床医生。专业行医以后就诊者络绎不绝，请求出诊者接踵而至，朱增籍的朋友想来拜访一下他也很难见到，好不容易等到了，还没说两句话，又有病家来请求出诊，可见其诊务之兴隆。但朱氏仅有《疫证治例》流传，后世仅以治疫病之名家目之。像朱增籍一样的优秀临床家非常之多，但或因著作不传而不为人知，或因著作偏门而被后人所忽视。

【医案分类和质量分级】

这则医案从发病形式来看，属于经误治后加重转危，进展为脓毒症。医案的记录形式为追述式医案，故其质量级别归为3级。

【医案正文及解析】

族瑾泉之次子棣志，体素羸弱，经食治乃成立。庚寅五月十二日在宝郡染时疫，发表清里不应。十八日归，十九日延余治。

解析：记述患者基本信息。患者是朱增籍医生的族人瑾泉之子，因为是同族，所以对患者的既往病史了解非常透彻。患者从小身体虚弱，经过特殊的食疗养护才长大成人。光绪庚寅年（1890年）农历五月十二日，在宝郡感染时行疫病，经过解表、清里治疗，症状未见好转。在发病1周后返回故里，第2天请朱增籍诊治。

解表和清里是治疗温热病的关键方法，也是每位医生均会想到的治法。近代北京四大名医施今墨先生，将外感病的治疗方法以"清""解"二法概括，并根据"清""解"力度之不同，提出"四清六解""七清三解"等治法。但复杂和危重的感染，非简单地"清""解"治疗可痊愈，需要根据患者的具体情况，制订合理地治疗方案，再根据服药后的变化随时调整处方，经过数周的治疗才有望痊愈。

浑身厥冷，喜笑，舌苔黄黑，牙根腐烂，齿黑唇晦，小便黄，大便微溏，神明欠清，呻言热气冲上溜下，无可奈何。其脉中取四至，谛思良久，病重若此，而脉不浮不沉不迟不数，必是疫邪横据膜原，剿之为要。唇舌乃邪气熏蒸，不可以小便黄一证，认作里热。厥冷乃邪气熏蒸，不可以大便溏一端，误作阴寒。其心神瞀乱喜笑者，邪上干膻中，疫病常情，不足为怪。仿吴氏达原饮，取草果之臭，与疫同气，直达病所；槟榔、厚朴直捣中坚；甘草解毒；去知、芍、黄芩，无使淹留阳气，不得外达；加人参扶其正气；羌活、葛根、柴胡提出三阳表分；俟阳信厥解，再为处治。

解析：患者出现"喜笑""神明欠清"等意识改变；浑身厥冷，可能伴随有血压的下降，收缩压＜100mmHg，但并不能十分确定，因其脉象是"不浮不沉不迟不数"，从今日ICU角度而言，患者的血流动力学还是相对稳定的；呼吸频率未见描述，但患者是因非中枢部位的感染，而出现意识改变，已达到脓毒症医案标准，属于重症患者无疑。

患者症状危重复杂，但是症状和脉象不吻合，因此在判定病情的虚实寒热时需要慎重。朱增籍对于本病的分析判断足资今日借鉴：时行疫病多为温热性质的疾病，患者舌黄齿黑唇晦＋小便黄，医生首先会想到热证，但朱增籍却根据脉象等综合考虑，认为未必是热证；周身厥冷＋大便溏，医生很容易误判为寒证，朱增籍明确指出二者没有相关性；意识改变，一般都是病情危重的表现，但朱增籍认为时行疫病见到意识改变很常见，虽然病重但不至于不救。朱增籍对于此患者"邪伏膜原"的认识，近代医学大家冉雪峰先生亦有类似记录，《冉雪峰医案·秋温案》云："邓茹香秋月病温，外感触动伏邪，初起外寒尚未化热，口不渴，发热兼恶寒，伏邪未溃，脉亦不显洪数。"所谓"伏邪未溃"即患者还未出现本病典型的症状，因症状不典型故治疗常有失误，冉雪峰所接诊的这位患者，先经他医按照伤寒太阳少阴合病使用了麻黄桂枝干姜附子，"服后即大烦渴，谵语神昏，显出温病本象"，这与朱增籍此例患者非常类似。

朱增籍分析完病情发现，患者的寒热虚实不是很明朗，比较吻合吴又可在《瘟疫论》中所说的瘟疫"邪伏膜原"状态。于是选用达原饮加减，并对每组药物的功效进行了解说。需指出的是，患者此前1周经历过发汗解表，病未减而正气已损伤，所以要加入人参；患者此前1周经历过清热治疗，病未减而脾胃已伤，症见大便微溏，所以要去掉寒凉的知母、白芍、黄芩；患者周身厥冷突出，所以加入羌活、葛根、柴胡发散阳气。

ICU 中医的反思（二）：从现代视角解析传统急救医案

服二剂，次日诊之，果厥解而神明稍清。自知一团热气，无有定所，时而冲于心胸，时而溜于脐腹，时而注于喉关肩臂，时而游于背脊（足行）腘。一至其处，初按之在是，细审之却又不在是。其烦热不可名状。细揣病情，与吴氏所论邪据膜原不同。此是疹气从口鼻而入，直干肺胃气道，邪正混合，随气升降周流躯壳，所以上下无常，往来不定。欲出不出，外不干经；欲入不入，内不干腑。草果、槟榔徒耗清空之气，恐致变生不测。忆前岁因小儿光馥病疫，悟出芦根方，证虽殊而治大同。遂用其方，径清疫热，提邪外出，使邪干血分则从斑解，邪干气分则从汗解，听其自然。

解析：患者服药2剂后周身厥冷明显好转，意识状态稍有改善。患者可以准确地叙述病情，感觉烦热，有热气在全身各处游走，但又不能找到具体的不适之处。通过患者的这种症状叙述，朱增籍医生很难诊断是何种疾病，但能明确的是这种病与吴又可《瘟疫论》里论述的疾病不同。不能明确诊断，只能设法辨证施治，朱增籍采用了排除法。

既然不是同一种病，就不宜再用达原饮治疗；既然是疫邪侵入了人体，透邪外出的治疗方向总是不会错的；况且此刻疫邪没有内入脏腑传变的征象，如便秘、腹满、喘促等，是不能用下法的；也没有外出肌腠的征象如恶寒、出疹等，解表之法也不适宜。综合分析，决定使用之前拟定的芦根汤方清透疫邪，至于服药后有何变化，亦难提前向家属说明，只能听其自然。但是朱增籍医生自己心里有一个服药后的预期变化：出疹或者发斑。

芦根汤方组成为：芦根鲜者一二两、干者五六钱、全蝉蜕三钱、僵蚕三钱、金银花三钱、生甘草二钱、薄荷二钱。

服一剂果斑出，三四剂诸证皆除。瑾喜曰："病愈矣！"余曰："未也。"疹气蕴蓄，余邪虽尽，方内须加参芪防风归地辈，力行解托，使余邪皆从外出。服至五六剂，脉数口渴发热，热极时，反觉恶寒，欲得衣被盖覆，促令再服一剂，口更渴，热更甚。瑾以热茶数碗与之，助其气液，郁蒸大汗而解。

解析：服药1剂果然出斑，这是疾病好转的征象。具有出疹、发斑特点的疫病，疹和斑的透发是邪气外出的标志。连续服用4剂，症状全都消失了。患者家属认为疾病已经治愈了，此时完全可以终止治疗。但朱增籍医生本着"祛邪务尽"的态度，在原方加入人参、黄芪、防风、当归、地黄之类，要扶助正气彻底托邪外出。

这种治疗理念与上一则余师愚治疗的时疫病案一致，都是"祛邪务尽"，但因病不同用药各异，余师愚守方用清瘟败毒饮清余邪，而朱增籍以补气血扶正托邪外出的方法清理余邪。

患者服药1周后确实出现了战汗，彻底治愈。这种对"祛邪务尽"治疗的坚持，若非临床经验丰富，诊治过大量类似病例，很难做到（图16）。

翼日热退身凉，四肢如在井泉中出，身体尚津津汗出，随用人参黄芪当归桂枝汤，加芦根等味以复其体。（《疫证治例》）

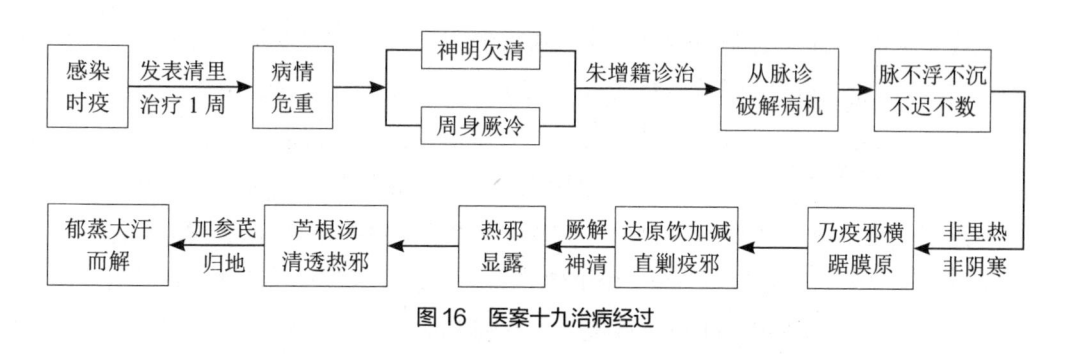

图16 医案十九治病经过

> **小结**：这则医案从现代ICU角度来看，属于重症患者，但尚达不到"危症"的程度，只要治疗得法，多半可以康复。这则医案治疗的难点在于，诊断不能明确，需要根据经验灵活应对。不能明确病源和感染灶的危重症患者，在现代ICU非常常见，西医治疗就是经验性抗感染加脏器支持治疗，但治愈的比例并不是太高。中医辨治可以融合使用，以提升治疗效果，此时中医最大的价值体现不在于使用一方医药，而是基于中医对"人体"和"疾病"的认识，对病因、病位、病机演变（发病过程）做出合理的分析推断。如本则医案二诊朱增籍通过排除法选方用药、倒数第二诊通过补气血以透解疫病余邪，特色鲜明，值得现代ICU临床医生借鉴。

医案二十：陈务斋鼠疫案

【医案背景】

陈务斋（1871—1946年），字号庭，广西容县人。1891年起于容县行医，后至上海中医专门学校学习。1900年至1930年间广西疫情高发，陈务斋多次亲临疫区救治患者，活人无数，其防疫之成绩受到了当时广西壮族自治区政府的嘉奖。此则医案即陈务斋于1920年（庚申）鼠疫流行期间所诊治的病例，应何廉臣《全国名医验案类编》征稿而撰写提供，收入何氏书中之鼠疫医案以陈氏所治为主，书中医案远较其他医家医籍所涉及之鼠疫医案详尽，此举为中医抗击鼠疫的成绩留下了浓墨重彩的一笔，对于探讨中医能否有效治疗鼠疫的问题，提供了可贵的原始资料，可惜1949年之后重刊之《全国名医验案类编》悉数删去鼠疫医案，近年学苑出版社重版时始恢复原貌。此则病案属于"败血症型鼠疫"，病情危重，经大剂量清热凉血解毒治疗转危为安，调治休养历时月余最终痊愈。陈务斋尚著有《医道还原》《陈务斋验案书百例汇编》等，但未能广为流传。

【医案分类和质量分级】

这则医案从发病形式来看，属于经误治后加重转危，进展为脓毒症。医案的记录形式为追述式医案，故其质量级别归为3级。

【医案正文及解析】

病者：黄树文，年三十九岁，广西容县，住乡。

病名：鼠疫结核，西名腺百斯笃，又名黑死病。

原因：素因饮食不节，过食辛辣酸咸，及生冷物质，消化不良。诱因各乡鼠疫流行，杆菌传播，由口鼻吸受而传染。

证候：骤然恶寒发热，头目骨节皆疼，四肢麻木。继则全体大热，狂躁谵语，目白深红，血丝敷盖，朦暗不见，面唇紫黑，耳聋声嗄，燥渴异常，小便赤涩，神识昏迷，气逆喘急。后现胫腺起核三枚，赤肿坚实，疼痛灼热。

诊断：左右六脉皆浮大数，大则满指，数则九至，按之则散，检验体温，升腾达一百零七度。脉证合参，鼠疫之结核症也。由微菌热毒，直中血分，则血瘀不行，阻遏神气。其瘀血热毒，势将攻心，病已危而不治，惟息尚存，不得不议方救治。

疗法：汤剂用除疫羚犀败毒汤。取羚、犀、芩、连、胆草，泻心肝伏火，清透毒疫为君，生地、红花、石膏、知母，凉血去瘀，平胃清热为臣，大青、地丁、人中白、银花、珍珠，败毒灭菌，镇心安魂为佐，柴葛解表透毒，生津润燥为使。

处方：羚羊角二钱 磨犀尖三钱 鲜生地六钱 紫地丁三钱 葛根二钱 鲜大青四钱 人中白四钱 生石膏一两，杵 肥知母五钱 金银花三钱 西红花二钱 珍珠粉五分，冲 川黄连三钱 龙胆草三钱 川柴胡二钱 黄芩二钱

解析： 中医对于鼠疫患者危重程度之辨识，主要从意识状况、躯体症状、脉象三个方面进行。①从意识对鼠疫患者危重程度之辨识：神清者病轻，谵妄烦躁者病重，躁扰不宁或昏迷如"尸厥"者病危，此为所有疫病危重程度之通用识别法，鼠疫亦不能例外。如吴瑞甫云"其神气清者，可多迁延数日"；罗芝园云"尔时体虽不安，犹可支持，病尚浅也"；易巨荪云"在心则谵语，神昏直视，在肾则牙关紧闭，失音难治……在胃虽谵语仍有清时，口渴，便闭，此病甚轻"，此皆从意识改变的轻重程度来辨识鼠疫之危重程度。②从躯体症状进行危重程度之辨识：罗芝园从淋巴结的外观和伴随症状进行辨识，轻症表现"核小、色白、不发热"；稍重症表现"核小而红、头微痛、身微热、体微酸"；重症表现"单核红肿、大热、大渴、头痛、身痛、四肢酸痛"；危症表现"陡见热渴痛痹四证"或发病即"面身红赤，不见结核"。易巨荪从淋巴结肿大与发热症状出现之时间先后，辨识鼠疫患者之轻重，其认为"大约以先发核为轻，热核并发次之，热甚核发又次之，病将终发核，始终不发核为重"；又从结核之部位辨识轻重，"以在顶，在胁腋，在少腹为重，在手足为轻"。③从脉象对鼠疫患者危重程度之辨识：曹巽轩等通过救治鼠疫发现杨栗山论瘟疫之脉完全适用于鼠疫，鼠疫患者脉象见"洪、长、滑、数"者为轻症；脉象见"沉""甚而闭塞"者为重症；脉象见"沉、涩、小、急"或"脉两手闭绝或一手闭绝"同时多伴见四肢厥逆者为危证；脉象见"沉涩而微，状若屋漏"或"浮大而散，状若釜沸"者为死证。

本患者除了"脉象"尚未见死证外，从意识和躯体症状来看，均属于危重症。从ICU视角来看，患者昏迷、呼吸频率增快，已满足qSOFA的2分，达到了脓毒症诊断标准；"面唇紫黑"提示血液高凝，属于DIC征兆，均是危象之表现；小便赤涩，极有可能伴有急性肾损伤，现代必须收入ICU，气管插管呼吸机辅助通气脏器支持治疗，在此基础上使用足量抗生素治疗。古代医家对于鼠疫治疗的共识即清热凉血解毒，陈务斋所拟方亦如此，但陈氏之处方中柴胡、葛根尤为点睛之笔，提示其对于"给邪气以出路"的重视，并不因为一派血热成瘀之象，而放弃从表

ICU 中医的反思（二）：从现代视角解析传统急救医案

透解邪毒，西红花兼具活血和凉血解毒之功，尤其是以前治疗鼠疫之要药。

次诊：连三服后，人事始醒，体热略减。惟胫腺起核，灼热疼痛，燥渴仍前。诊脉浮大已除，现转洪数。用羚犀桃花败毒汤，取其去瘀凉血，清热平心肝，生津平胃，败毒灭菌。

次方：羚羊角二钱　原桃仁五钱　金银花三钱　鲜生地五钱　生石膏一两　犀角尖三钱，磨　西红花二钱　牛蒡子四钱　赤芍药三钱　人中白三钱　大青叶四钱　粉葛根二钱　淮木通二钱　莲子心五钱

解析：经大剂量凉血解毒治疗后，患者意识好转、脉象好转，是治疗有效的表现。对于败血症鼠疫伴有意识障碍者，亦可使用急救中成药如紫雪丹、安宫丸、神犀丹、紫金锭等，或配合针刺委中等处出血。

三诊：连五服，并外敷拔毒膏后，痛止核消，燥渴亦减，惟不能安眠，诊脉弦数。用犀角地黄汤合白虎汤，取其清泄心肝，凉血润燥，平胃生津。

三方：犀角尖二钱　生白芍三钱　生石膏五钱　粳米五钱，荷叶包　川柴胡二钱　鲜生地五钱　牡丹皮二钱　肥知母四钱　甘草一钱　青黄芩三钱

解析：二诊至三诊本着祛邪务尽的原则，仍予初诊之除疫犀羚败毒汤加减再服。累计服用10天，直到四诊才开始使用养阴扶正之治疗。

四诊：连五服后，燥平渴止能眠，食量略进，惟咳嗽频频，声破而嗄，诊脉弦涩。用百合固金汤，加黄柏、杏仁、桑白皮，取其润肺降逆，清热泻火，生津化痰。

四方：野百合三钱　生地五钱　归身钱半　玄参四钱　苦桔梗三钱　原麦冬三钱　熟地三钱　白芍三钱　川贝二钱　生甘草一钱　川黄柏三钱　光杏仁五钱　桑白皮四钱

外治方：外敷拔毒消核膏。

生大黄一两　赤芍药一两　生地丁一两　生蒲公英二两　生地黄两半　西红花四两　木鳖仁一两，去壳　生蒲水连二两　山慈姑六钱　桃木叶四两　芭蕉根八两，生用　生狼毒根二两　生苎麻根两半　生白颈蚯蚓二两

上药共捶匀，入大梅片三钱，麝香一钱，珍珠粉钱半，复捶和匀，分三十贴，敷各核，随热随换，至不热，痛止消尽为度。

解析：外敷拔毒消核膏的使用频次值得我们关注，更换非常频繁，一直换到淋巴结的红肿热痛开始减退为止，这就是危重症救治的"以知为度"（图17）。

效果：五日人事已醒，体热略退。十日核消痛止。二十日燥平渴止，食量已进。一月咳止体健，元气已复而痊。

说明：是年庚申，市镇乡村，鼠疫盛行，传染甚众，医药不效者，死亡数百人。所起症状，大略相同，或先起核疼痛，后则全体大热，谵语昏迷；或先全体大热，后则起核疼痛。倘医治不及，或医药不效，而证变坏，全体起黑粒黑泡，或现二三，而血已死，不治之症，顷刻而亡。余是役医治百余人，依案内方剂，内服外敷，证量大小，药分轻重。倘证之标本不同，用药须加详察。胎前产后，尤当酌量，加减施治，幸而一一痊愈。特录数案，以便研究。

何廉臣按：鼠疫结核，其热毒由血分直窜肝络。肝为全体一大腺，故凡肝络所到之处，辄多发见结核。结核即西医所为腺，故通称为腺鼠疫。治必以活血解毒、清热透络为主。初起若体强证重，非如此案初、二、三，三方，重剂急服，万难挽回。迨由血分转出气分，证见咳嗽频频，声破而嘎，外象虽由于疫毒窜肺，而内因实由于痰火，此时尚宜肃肺解毒，如天竺黄、川贝、广郁金、牛蒡、桑叶、连翘、银花、山慈姑、竹沥、莱菔汁、金汁、枇杷露等品，为清源洁流之计。第四方百合固金汤加减，中有麦冬、熟地，未免滋腻留邪，恐遗后患。（《全国名医验案类编》）

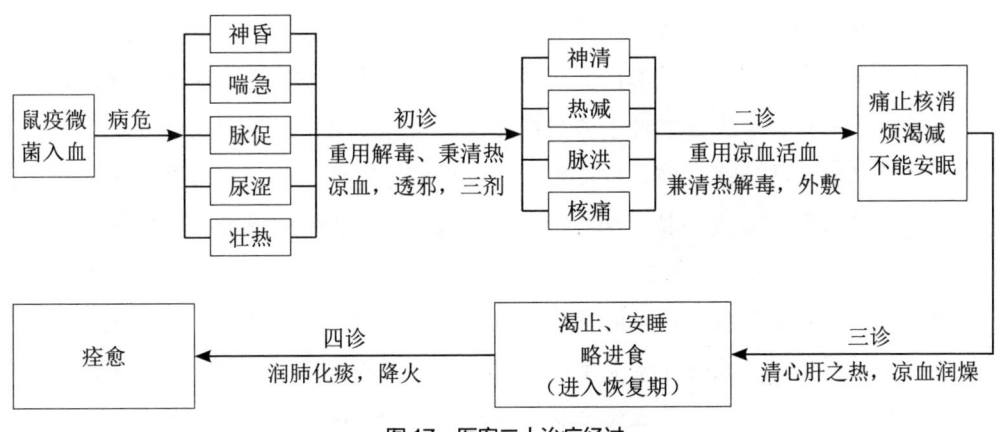

图17　医案二十治病经过

ICU 中医的反思（二）：从现代视角解析传统急救医案

小结： 鼠疫的流行历史久远，据医史学家范行准研究，"鼠疫可能在我国第二世纪左右已由印度传入"，对于鼠疫大流行范氏认为"鼠疫自十二世纪三十年代在广州登陆之后，就蔓延了今之山西、河南、河北诸省，人们用它的症状来做病名，如'时疫疙瘩''大头天行''阴毒''阳毒'等。它们已具备了鼠疫中的败血症、腺鼠疫、肺鼠疫等的病象。"鼠疫是我国传染病防治法规定的甲类传染病，是一种自然疫源性疾病，我国存在 12 种类型的鼠疫自然疫源地，偶有鼠疫病例散发。因鼠疫为自然疫源性疾病，尚无有效疫苗，难以彻底灭绝，且鼠疫菌株已经出现了耐药现象。古代中医对鼠疫的治疗主要针对病机而非针对病源，鼠疫之病机"热毒迫血成瘀"即剧烈的炎症反应合并 DIC 过程，解毒活血系列方即通过阻断此病理过程而取效。西医治疗可在一定程度上缓解"热毒"，但"热毒迫血成瘀"的核心病机依然存在，古代治疗经验仍可参考。对于腺鼠疫患者肿大之淋巴结，《鼠疫诊疗方案》处理建议为："予 0.5%～1% 的链霉素软膏涂抹，必要时可在肿大淋巴结周围注射链霉素并施以湿敷，病灶化脓软化后可切开引流。"局部使用链霉素易诱导细菌耐药。中医针对腺鼠疫的淋巴结肿大积累之方药可促进淋巴结消散或促使其成脓，以便早期切开引流，从而缩短病程，减少抗菌药暴露时间，降低耐药菌的发生率，如本则医案陈务斋所用之"外敷拔毒消核膏"即是众多外敷方之一。古代医家对于肺鼠疫尚缺乏治疗经验，现代通过特效抗菌药物及呼吸机支持治疗，肺鼠疫之死亡率较前有所下降，但仍属治疗棘手之危重症，借助于 ICU 支持技术和传染病防护设备，中医可以就肺鼠疫的诊治进一步研究。如 2019 年冬即有散发的鼠疫病例就诊于北京朝阳医院，确诊后转入北京地坛医院救治，病例中有因败血症鼠疫继发为肺鼠疫，又合并脑部继发细菌感染者，病情非常危重，全程给予了中西医结合治疗。笔者导师刘清泉教授、广安门齐文升教授主持中医会诊，此时诊治之鼠疫患者已经气管插管使用了呼吸机、敏感的抗生素、补液治疗、肾脏支持等，即便如此强大的 ICU 支持仍难以挽回患者生命，突出表现在脑部感染难以控制，发热不退，神昏不醒，经用常规的清热开窍治疗乏效，导师取天然麝香、天然牛黄 2 味药物研粉，随中药冲服，经精心调治最终转危为安。

附 中医古代脓毒症医案分布情况概述

通过对467种医案著作的筛选，其中包含脓毒症医案的著作总计239种，共筛选到脓毒症医案1167则。筛选出的脓毒症医案的时间跨度自1132年（宋代）至1949年（民国），涉及270位临床医家。其中，保留脓毒症医案资料最多的医家为民国医家贺季衡，总计47则。每位临床医家保留的脓毒症医案平均数为4则，中位数为2则。选录脓毒症医案数目≥10则的著作见附表1，保留脓毒症医案数目≥10则的临床医家见附表2。

附表1 选录脓毒症医案数目≥10则的著作目录

著作名称	选录脓毒症医案数（则）
续名医类案	42
指禅医案	38
慎五堂治验录	36
全国名医验案类编	33
张聿青医案	30
类证治裁	21
王旭高临证医案	20
孔伯华医案存真	19
素圃医案	19
王氏医案	18
杏轩医案	17
餐芝轩医集	15
杨博良医案	15
临证指南医案	14
魏氏失治案记实录	14
曹沧洲医案	13
王氏医案续编	13
吴氏医验录全集	13
1900—1949中医期刊医案类文论汇编	13

ICU中医的反思（二）：从现代视角解析传统急救医案

（续表）

著作名称	选录脓毒症医案数（则）
中国百年百名中医临床家丛书——宋爱人	13
周小农医案	13
范文甫专辑	12
名医类案	12
慈溪魏氏验案类编初集	11
丁甘仁医案	11
柳宝诒医案	11
南雅堂医案	11
吴鞠通医案	11
外科明隐集	11
崇实堂医案	10
吴医汇案	10
余奉仙医方经验汇编	10

附表2 保留脓毒症医案数目≥10则的医家名录

医家姓名	生活朝代	行医地域	选录脓毒症医案数（则）
贺季衡	民国	江苏	47
王孟英	清	浙江、上海	40
钱艺	清	江苏	36
张聿青	清	江苏、上海	30
叶天士	清	江苏	25
魏长春	民国	浙江	25
孔伯华	民国	北京、天津	22
林佩琴	清	江苏	21
王旭高	清	江苏	20
郑重光	清	江苏	19
丁甘仁	清	江苏、上海	18
曹沧洲	清	江苏	18
薛己	明	江苏、北京	18
程杏轩	清	安徽	17

（续表）

医家姓名	生活朝代	行医地域	选录脓毒症医案数（则）
徐灵胎	清	江苏	16
杨博良	民国	江苏	15
颜亦鲁	民国	江苏	15
马培之	清	江苏	14
周小农	民国	江苏	14
吴天士	清	安徽	13
柳宝诒	清	江苏	13
章次公	民国	上海	13
宋爱人	民国	江苏	13
陈修园	清	河北、福建	12
范文甫	民国	浙江	12
余听鸿	清	江苏、上海	11
吴鞠通	清	北京、江苏	11
何景才	清	河北	11
高秉钧	清	江苏	11
余奉仙	清	江苏	10
姚龙光	清	江苏	10
沈绍九	民国	四川	10

1. 脓毒症医案及临床医家的年代分布情况

脓毒症医案中有 21 则年代不详，11 则为日本医家诊治的医案，其余 1135 则医案的年代分布情况：宋代脓毒症医案 8 则（占比 0.7%）、金元脓毒症医案 10 则（占比 0.9%）、明代脓毒症医案 52 则（占比 4.6%）、清代脓毒症医案 661 则（占比 58.2%）、民国脓毒症医案 404 则（占比 35.6%），见附图 1。在 270 位医家中，14 位医家生活年代不详，3 位为日本医家，其余 253 位医家生活年代分布情况：宋代医家 3 位（占比 1%）、金元医家 4 位（占比 2%）、明代医家 17 位（占比 7%）、清代医家 129 位（占比 51%）、民国医家 100 位（占比 39%），见附图 2（说明：对于医家主要医疗活动在清代期间，但去世于民国年间的归为"清代"；"民国"指主要医疗活动在 1912 年以后之医家）。

ICU 中医的反思（二）：从现代视角解析传统急救医案

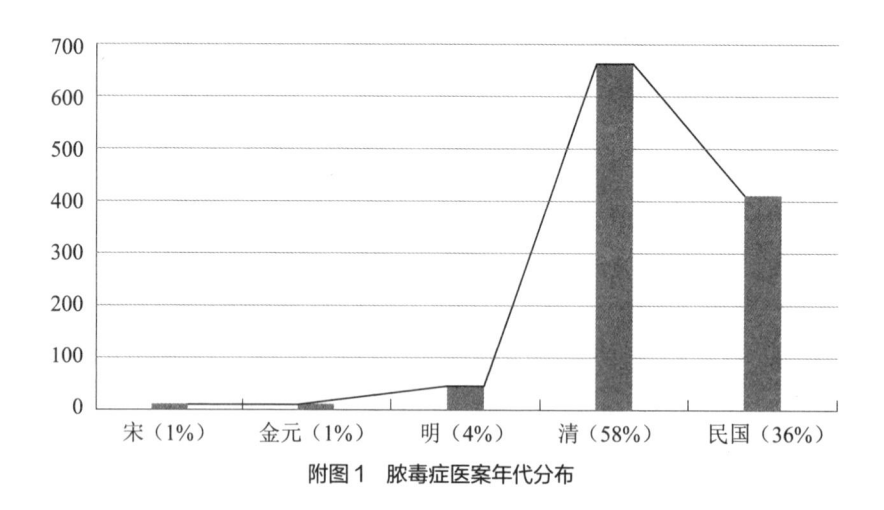

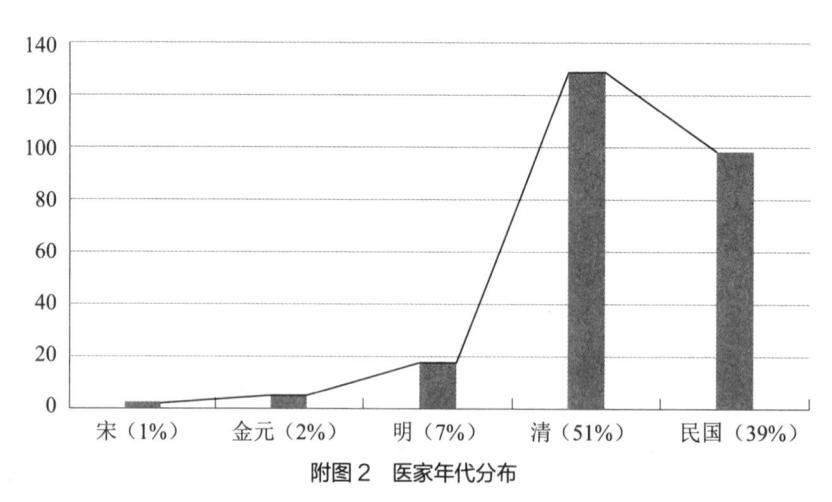

附图 1　脓毒症医案年代分布

附图 2　医家年代分布

2. 不同质量分级的脓毒症医案分布情况

纳入研究的 1167 则脓毒症医案，根据质量分级标准进行分级，各级医案的分布情况为，1a 级 360 则（占比 31%）、1b 级 89 则（占比 8%）、2a 级 167 则（占比 14%）、2b 级 89 则（占比 8%）、3 级 437 则（占比 37%）、4 级 25 则（占比 2%），见附图 3。

附图3 不同质量分级的脓毒症医案分布

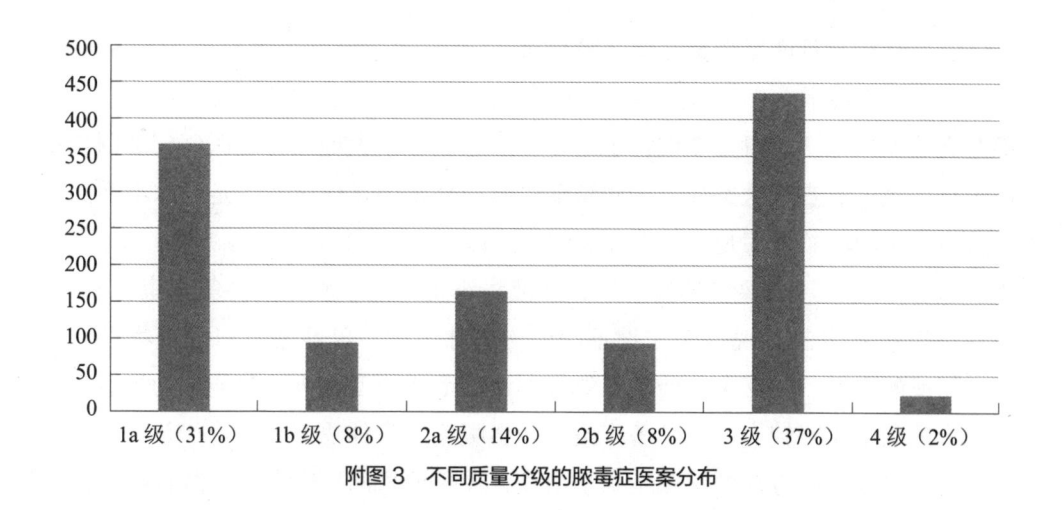

3. 不同病程、转归的脓毒症医案分布情况

纳入研究的1167则脓毒症医案,根据质量分级标准进行分级,各级医案的分布情况为,疾病自然进展出现qSOFA表现的医案级337则(占比28%)、发病7天之内即为重症出现qSOFA表现的医案566则(占比49%)、误治之后病情加重出现qSOFA表现的医案221则(占比19%)、最终死亡的医案43则(占比4%),见附图4。

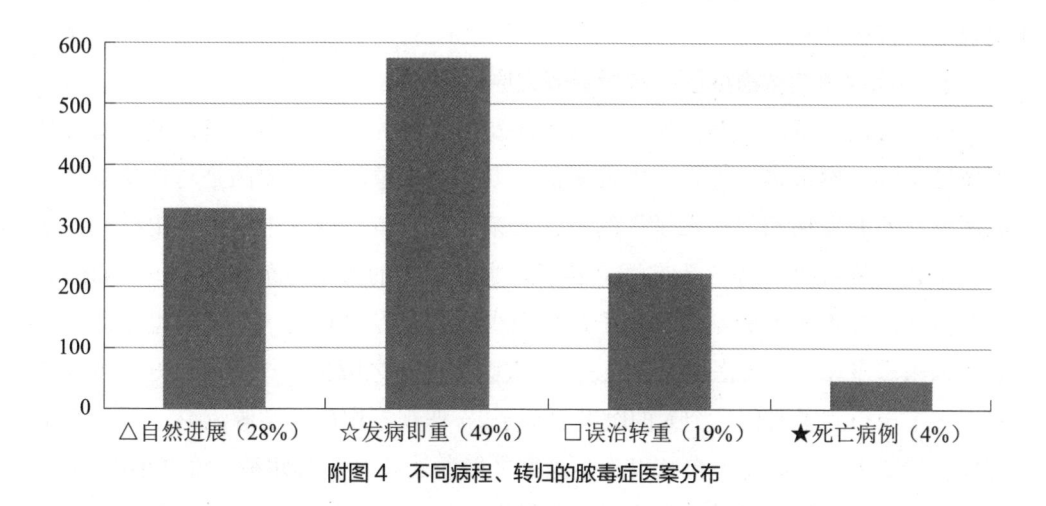

附图4 不同病程、转归的脓毒症医案分布

范氏与谢氏均未探讨,医学之发展与主流的儒学文化发展关系密切,宋之理学昌盛,主张格物致知以穷尽物理,此流波及医学则有金元四大家代表之医家,发挥医理以诊治疾病,自此中医学由注重有效方之传习使用而转为穷尽医理,医理若无病案支撑极易陷入空谈,医案作为理论指导实践之产物应运而生。而医案未昌盛于明代却繁荣于清代,或与满族入主中原后诸多文化奴役政策相关,学人恐惧文字之狱而埋首于朴学,医案作为临床之如实记录越来越受到重视,医案之编纂由此而盛。

清代保留脓毒症医案较多的第二层原因为清代距今年代较近,书籍失传状况不如前代严重,而现代印刷技术的普及,出版业和图书市场的日益成熟,更加便利于书籍之传播。民国相较于清代,医案出版更加繁荣,正如谢观所云:"近岁医学维新,杂志报章,遍于全国,各处名医医案之披露者,遂如春葩怒发,指不胜屈矣。"但民国仅历时37年,远不及清代之276年长,故其医家著述之医案总量不一定超越清代,而学术之发展存在本朝整理前代学术成果之现象,清代医家尤其晚清医家之医案著作多在民国时期借助现代出版技术而问世,因此造成清代脓毒症医案独多之现象。民国脓毒症医案位列第二,首先得益于谢观所述之医案繁荣,其次得益于近年对民国医案之研究整理出版。

6. 江苏籍医家保留脓毒症医案独多之原因探讨

保留脓毒症医案≥10则的医家32位,总计保留脓毒症医案580则,占据脓毒症医案总数的50%以上。32位医家中,江苏地区行医的医家22位,比例高达69%。据此不完全统计,可知江苏籍医家诊治及保留的脓毒症医案数量独多。此现象首先与江苏发达的文化密切相关,一地区医学事业的发展与当地人文和经济的发展密切相关,江苏一省在清代年间共中进士2949名,为南北诸省之冠,对于其人文之盛可见一斑。古代从医无准入制度,读书科举未就而从医者是中医群体的重要组成部分,这类医家具有学识渊博、理论精深、著作能力强的特点,对于行医之医案书写和保留意识高于文化匮乏的医生,这是导致医案著作产量最多的重要原因。脓毒症属于温热病范畴,温热病之理论认识即围绕江南一带发展而成,温病四大家之叶天士、薛生白、吴鞠通皆为行医于江苏地区,更深层次的原因是江南社会的温热病发病率高,社会危害突出。有学者研究发现,清代江南瘟疫的分布基本与社会经济的发展水平和人口密度呈正相关系,在时间上呈现了逐渐递升的态势;在空间地域分布则主要集中在以苏、沪、宁、杭等人口稠密、社会经济

4. 古代脓毒症医案数量偏少之原因探讨

研究结果显示，古代医案著作中仅有51%的著作包含有脓毒症医案，平均每部医案著作仅包含脓毒症2例，平均每位医家流传于世的脓毒症医案仅2则。相比于总量庞大的古代医案而言，脓毒症医案的数量明显偏少。一是由脓毒症的疾病特点决定的，脓毒症是现在重症医学科（ICU）的常见疾病，治疗需在24小时监护状态下进行，需要早期抗感染、补液、纠正休克、脏器支持等集束化治疗。古代医家在完全没有现代医疗设备、无法静脉给药，仅能通过口服药物进行治疗，间或配合针刺、艾灸、药物外敷等方法，治疗难度较大，故能成功治愈，值得记录的医案相对较少。二是著作条件和出版流通条件决定的，古代著作条件艰苦，能治疗较多脓毒症的医家是水平出众、业务繁忙的一方名医，脓毒症的诊治往往耗时较长，换方频繁，限于医家的时间和精力，很难对患者的历次治疗方案详细记录，而主动撰写医案的医家往往选择追忆方式，就治疗的点睛之笔进行记述，此种记述方式不适宜记录病程较长、治疗较复杂的脓毒症病例。脓毒症医案的著述工作只能由弟子门人自愿地搜集整理历次跟师出诊之脉案处方才有可能保留下来，而当时保留的医案能否流传至今日，则取决于著作的出版流通条件，古代出版著作费用昂贵，必家境殷实且有强烈出版著作意愿者才能实现雕版印刷流通于世，大多数著作只能以手抄形式在小范围内流通，经历朝代更迭、天灾人祸等，很容易导致著作失传。

5. 清代保留的脓毒症医案数量最多之原因探讨

根据古代脓毒症医案的年代分布和涉及的医家的年代分布研究发现，清代是保留脓毒症医案最多、涉及医家最多的时期。此现象第一层原因是与伴随着"临床医学"不断发展的"医案学"的日益繁荣相关。范行准《中国医学史略》论述医案学之发展云："史家凡为名医立传者，大多把它的医案拉杂入传中……而医家凡有撰述，亦多剿入验案以为例子，故很少看到有专书行世……十四世纪后，才有人为朱震亨作《丹溪医案》，可说是个人医案专书之嚆矢……明人已好为古人辑录医案了……到了清代，个人的医案更多了。"谢观《中国医学源流论》云："医案之作，始于宋之许叔微。自兹以降，医家之能著述者，多有此举。或据事以直书，或列药为方式，如张景岳、张路玉、喻嘉言、叶天士、薛生白、陈修园、尤在泾、徐洄溪、王孟英、吴鞠通之流，其尤著者。"谢观所列医家除张景岳、喻嘉言为明代医家外，其余善著医案之医家皆生于清代。但对于医案学为何有此发展轨迹，较为发达的平原地区，并由东向西，有中间向南北两端逐步递减。因此，江苏一带脓毒症的高发病率，是江苏籍医家保留脓毒症医案数量多的原因之一。

7. 医案质量分级、病程转归分类之意义探讨

本研究对于纳入的脓毒症医案的质量进行了人为分级，这在医案研究中是一项创新，分级的意义在于提醒研究者在研究和使用医案时，要有意识对医案之可信程度进行甄别，而非简单地将所有的医案一视同仁。1a级—2b级四个级别的医案著作，均来源于医家及其弟子保留的门诊原始病历。Ia级的医案是包含有脉案（相当于现在之门诊病历）、方药、具体药量、有复诊记录，此类医案能最完整、最真实地反映临床诊疗活动，最准确地反映医家在诊治此例患者时的临床思维、用药特色，数据挖掘的价值亦最高。1b级医案与1a级相比缺少了复诊记录，无复诊记录便无从判断方药之疗效，故其研究价值略低于1a级。2a级与1a级医案之差别在于缺乏药物剂量，药物的剂量是反映医家治病的重要信息，剂量的缺乏亦会降低研究价值。2b级则既无剂量，又无复诊，故价值又逊一筹。3级医案是中医医案特有的形式，介于临床医案和医话之间，此类医案多由医家通过记忆或简略的原始记录，分析加工撰写而成，虽然理法方药基本完备，但已经不能准确、真实、全面地反映临床诊疗，这是此类医案的弊端；但其优点是经过了医家的反思与加工，明确提炼出了医家自己的思想见解，便于读者快速掌握医家之经验教训，此类医案适宜阅读启发思路，但不宜于进行数据挖掘研究。4级医案性质同3级，只是理法方药内容更为简略。

将纳入的脓毒症医案，根据记录的病程和转归进行分类，也是医案研究的一项创新。据笔者从事ICU临床经验认识，脓毒症的来源可分为两类，一类是发病即为重症可诊断脓毒症，一类为发病时不重，因治疗延误或错误的治疗而疾病进展达到脓毒症诊断，几类脓毒症的治疗原则、治疗病程和预后截然不同。基于上述临床认识，在进行古代脓毒症医案研究时，有意识地对选入的医案进行分析，同样地存在上述三种情况，对于疾病自然进展加重出现的qSOFA表现用"△"进行标记、对于疾病发病7天内即出现qSOFA表现用"☆"进行标记、对于疾病经过误治之后出现qSOFA表现用"□"进行标记。在进行后续数据挖掘研究时，也应分类进行。分类工作中的另一部分是最终死亡的病例，以"★"进行标记，死亡医案是古代医案记录中非常缺乏的，在1167则医案中仅有43则死亡病例，占据4%，此现象并非提示古代脓毒症医案的死亡率极低，毕竟在现代强大的ICU

治疗下脓毒症的死亡率仍在30%左右。这些数量极少的死亡病例，对于我们了解古代的诊疗观念和死亡观念，或许有提示意义。

8. 小结与展望

本研究根据《中医古代脓毒症医案筛选标准的专家共识》为筛选标准，对于1949年以前的脓毒症医案进行了尽可能全面的筛选，并建立了"中医古代脓毒症医案库"，本文对于收录的1167则医案的分布进行了初步研究。古代医案数量庞大，许多残本、善本、孤本医案仍待整理校勘出版，无论如何全面检索，都很难确保医案筛选收集工作无一遗漏，这就注定本研究一定有所缺陷。为了尽可能地弥补此项缺陷，采取了标注医案出处、保留筛选过的书目的方式，这样可以使后续的研究者很容易在此项研究的基础上进行补充完善。

后续我们将对纳入研究的1167则医案，就其医疗内容进行系统的挖掘研究，如脓毒症的古代病名诊断、常用方剂、常用药物、基本治疗疗程等。但在挖掘研究中，须注意医案的分类研究。例如，每位患者就诊时所处的疾病阶段也完全不同，疾病早期、中期、恢复期的治疗不能混为一谈，一则完整的脓毒症医案的诊次能有10~20次不等，将所有诊次的方药汇总挖掘使用频率最高的药物或出现频率最高的配伍，显然是有悖临床实际的。这是在后续研究中应引起重视的。

参考文献

[1] 陈腾飞, 赵国桢, 刘清泉, 等. 中医古代脓毒症医案筛选标准专家共识 [J]. 中国中医急症, 2020,29(5):761-764,787.

[2] (清) 柳宝诒. 柳选四家医案 [M]. 北京:中国中医药出版社, 2008.

[3] 徐彦敏. 追訪王旭高先生遗事 [J]. 江苏中医, 1963(5):27-28.

[4] 朱文锋."厥"、"脱"概念辨析 [J]. 中国中医基础医学杂志, 1999(1):18-19.

[5] 陆芷青, 裘钦豪. 从休克谈到祖国医学的厥脱 [J]. 浙江中医学院学报, 1980(2):1-5.

[6] 周本善. 方耕霞生平及其学术经验 [J]. 江苏中医, 1992(12):40-42.

[7] 余云岫. 古代疾病名候疏义 [M]. 张苇航, 王育林, 点校. 北京:学苑出版社, 2012.

[8] 谢观. 中国医学大辞典 [M]. 天津:天津科学技术出版社, 1998.

[9] 徐湘亭. 清代名医无锡张聿青先生轶事 [J]. 江苏中医, 1957(2):39-41.

[10] 中国中医研究院. 蒲辅周医案 [M]. 北京:人民卫生出版社, 2005.

[11] 傅建忠. 余霖生平及其《疫疹一得》考 [J]. 安徽中医药大学学报, 2014, 33(4):13-15.

[12] 曾勇. 朱增籍与《疫证治例》[J]. 湖南中医药大学学报, 1983(1):47-49.

[13] 范行准. 中国医学史略 [M]. 北京:北京出版社, 2016.

后记　从寒温一统到中西医融合

在我 2012 年读研究生时，我的老师刘清泉教授曾给我指定了一个研究方向：从古代的医案里，探索一下中医治疗急危重症的规律。听从老师的指导，我开始有意识地收集和阅读古代的危重症医案。古代医家保留下来的医案，是中医临床原创思维的载体，其间蕴含着丰富的宝藏等待挖掘。

"将升岱岳，非径奚为；欲诣扶桑，无舟莫适"，要对于其中蕴含的急危重症的"宝藏"进行挖掘，我们需要一个最基本的"工具"，那就是"筛选标准"。古代的医生不像今天一样会细致分科，基本上什么病都看，留下来的医案所涵盖的病种也是五花八门。从中筛选急危重症医案，难度很大。

2017 年脓毒症的诊断标准进行了更新，这版诊断标准和以往区别很大，其中提供了一种便于临床医生快速识别脓毒症的诊断方法"qSOFA 诊断法"，即通过意识改变、呼吸频率 ≥ 22 次 / 分、收缩压 < 100mmHg 三个方面，进行判断。这三个指标是宏观的，也是古代的中医临床家们非常关注的，医案中常会有类似的记载。这时，我意识到研究中医古代危重症医案的"筛选标准"出现了。

脓毒症其实就是感染导致的急危重症，中医学最丰富的内容也正是这个，只是在中医里叫作"伤寒"和"温病"。古代也有战伤、也有跌扑损伤，这两类偏于外科的疾病也会引起急危重症，但是在冷兵器时代、在以人力畜力为劳动和运输动力的年代，外力创伤所造成的病是非常单一的，病重的当场就死了，不会等到将患者转运到医生家里，进行有次序的救治，也就不会有医案流传。因此，从对于中医古代的急危重症医案研究的角度来说，筛选出来伤寒温病中的危重症医案，即获取了大部分的中医古代危重症医案。

从 ICU 角度来讲，使用 qSOFA 标准筛查出的脓毒症患者，其危重程度是远高于"感染 + SOFA ≥ 2 分"所诊断的脓毒症患者的。因此，使用此标准筛选出来的危重症医案，相比于收入 ICU 的脓毒症患者来说，病情的危重程度有过之而无不及。距离老师安排的研究古代危重症医案的诊疗规律，已经过去十年，总算是有了一些进展。

在筛选研读这些医案的过程中，我看到古代医家面对这些因重症感染而生命

ICU 中医的反思（二）：从现代视角解析传统急救医案

垂危的患者时，大多医家都是将《伤寒论》与后世温病著作相融合的竭力救治，而很少见其斤斤计较于是从伤寒论治还是从温病论治。救命，实战，是不太讲究套路的，更侧重于即刻的疗效。后世所谓的"寒温之争"，只是近乎纸上谈兵一类的话题，争论的焦点也不过就是"面对这个高热又怕冷无汗的患者"，到底应不应该用麻黄汤原方发汗（类似于现在的解热镇痛药发汗）的问题。大家在讨论伤寒时，有意无意地设定了一个限制，即"伤寒病"就是用麻黄汤后能够汗出、热退而痊愈的病。如果非要苛求"使用麻黄汤必须一汗就痊愈"（约等于要求解热镇痛药吃完病就必须好），那麻黄汤确实只能用于轻症的、数日可自愈的外感患者，极大地压缩了《伤寒论》经方的使用空间。因为所有的重症感染患者，均会发生病情的传变，即使辛温发汗用时机的正确，也不可能一汗而痊愈。

脓毒症这个概念从西方的古代医学延续到现代的西医学，并进入重症医学领域，借着西医学的快速传播和重症医学的发展而得到普及。脓毒症，成了一个凌驾于传统中医"伤寒""温病"或"外感病"之上的一个西医病名诊断，并在脓毒症这一概念之下，践行着重症救治过程中的伤寒学和温病学的统一。

"寒温之争"只是一些不甚必要的学术争议，只限于中医的传统领域之内，它是容易研究清楚的，我们只需要用更多的古代医学资料数据去理清学术脉络，便可以消弭这种争议。相对而言，中西医融合是体现在临床救治之中的，实现中西医的融合是一个漫长的过程，住院的患者在接受着现代医学治疗的同时，在疾病的某些时期、某个病理环节使用中药进行了干预，又或者更高级一些，在整个疾病过程中，均体现了中医思维主导下的现代救治。而做到中医思维理念主导下的中西医融合危重症救治，需要我们在熟悉主流的诊疗指南规范的基础上大量的临床实践，并最终超出单纯照着指南生搬硬套治病，达到一种圆融的境界，既能符合于所谓的规范，又能充分体现患者个体的差异。然后设法去激活尘封在传统中医中的实战思维和方法，与现代医疗实现碰撞交融，自然而然地催生出中西医融合之境。

医学是不断发展的，还有很多未知的问题。医学是没有定型的，它在不断地修正自己，不断在探索生命的奥妙。中西医融合也是恒动的、无止境的。我在这本书里选录的 20 则医案的 ICU 视角的解析，仅是我对于中西医学术融合的一个小小尝试。"合抱之木，生于毫末；九层之台，起于累土；千里之行，始于足下。"坚持不辍，未来可期！

2022 年 8 月 12 日